JN104454

70歳からの腸活

免疫力も認知症、老化、不眠もすべて腸が解決

京都府立医科大学大学院
医学研究科 教授
内藤裕二

X-Knowledge

はじめに

腸活が大ブームです。

腸活とは腸内環境をよくして健康な体を手に入れる活動のこと。そして腸内環境は腸内細菌によって左右されています。そこで食事や運動などで腸内細菌のバランスを変えて、腸内環境をよくしていこうというのが腸活の考え方です。

腸内環境がよくなると、体にとってはどんなメリットがあるのでしょうか。例えば腸内細菌が関わっていると考えられる病気を予防できる可能性があります。また腸内細菌は免疫力を高めて、がんや新型コロナのような感染症を予防する可能性があります。

さらに私たちの最近の研究で、腸内細菌は寿命にも影響を与えていることが明らかになりました。

京都府京丹後市は百寿者（百歳以上の高齢者）が全国平均の3倍もいる長寿地域。そこで私たちが京丹後市の高齢者の腸内細菌を調べたところ、長寿者の腸内細菌の特徴がわかりました。そこから、長生きするための腸活の条件もだんだんわかってきたのです。

本書のタイトルにある「70歳」という年齢になると、肉体的な衰えを感じたり、病気への不安を持つ方が多くなります。そんな方々が、何か健康のためによいことをしたいと思っているなら、ぜひ腸活を始めてみましょう。

腸活がなぜ70歳前後の方々の健康によいのか、一例をあげて説明します。70代前後から心配される体の状態の一つにサルコペニア（加齢性筋肉減弱現象）があります。サルコペニアで筋肉が減少すると、歩くことがだんだん難しくなります。

そこで筋肉の減少を防ぐため、高齢者には運動が勧められていますが、同じように運動しているのに、あまり筋肉がつかない方がいます。

これには腸内細菌が関わっていると考えられています。実は、どんな細菌が多いと筋肉がつきやすく、あるいは筋肉がつきにくいのか、すでにわかっています。その証拠に、前述の京丹後市の高齢者の腸には筋肉がつきやすい細菌（ロゼブリア菌）が多く、サルコペニアや、さらに体力が弱ったフレイル（虚弱）になる方が極めて少ないことも明らかになっています。

私は、70歳以上の方が健康で長生きするために必要なのは、「筋肉・骨・脳の老化を防ぐこと」だと思っています。

筋肉が弱ってくると、歩くだけでなく、身体活動全般に支障が出てきますし、骨が弱ってくると骨折して寝たきりの要因になります。70歳以上ではこれらを予防するため、筋肉と骨の衰えを予防することが重要です。

そして脳は、いうまでもなく認知症の予防ですね。世界中で研究されていますが、私たちの研究でも便秘の人はアルツハイマー病やパーキンソン病といった脳神経疾患が多くなることがわかっています。今、70歳くらいで便秘がちの人は、10年後、20年後に認知症にならないために、腸活を始めてほしいと思います。

もちろん高齢になれば、さまざまな疾患のリスクが増えるので、それらを予防することも大事です。しかし年をとってから、介護の必要なく生活するために、この3つは必要条件といえるでしょう。

京丹後市の高齢者も1人暮らしで元気に過ごされている方が多いですし、何よりも、自立して生きようという気構えを持っているお年寄りばかりです。70歳の方が長生きしたいと思うなら、京丹後市の高齢者のライフスタイルから学ぶことがたくさんあります。逆にいうと、彼らのライフスタイルが健康長寿をもたらす腸内細菌をつくっているともいえるのです。

おもに70歳前後の方を対象にしている本書ですが、腸活はどの年代の方にも必要なことです。働き盛りの世代もぜひ手に取ってみてください。もしかしたら、仕事のやる気が出ないのも腸内細菌のせいなのかもしれないのです。これについては、第1章で詳しく述べています。

本書は最新の腸内細菌研究に基づいて、腸内細菌が私たちの体にどのような影響をもたらしているのかをわかりやすくまとめています。そして第5章では、健康や長寿をもたらす腸内細菌に変えるためにはどうすればよいのか、すなわち健康長寿のための腸活の具体的な方法を紹介しています。あなたの健康長寿のために、本書が役立つことを願ってやみません。

目次

第1章 日本人の腸が危ない

第2章 持続可能な腸活とは何か

第3章 京丹後市の高齢者から見つかった長寿菌

第4章

腸が変わると寿命が延びる

第5章
寿命を延ばす70歳からの腸活・実践法

装丁　田中俊輔
本文デザイン　平野智大(マイセンス)
構成　福士斉
イラスト　ガリマツ
写真　渡辺七奈
料理協力　福士栄美
編集　加藤紳一郎
印刷　シナノ書籍印刷

第1章

日本人の腸が危ない

なぜ今、腸活がブームなのか？

腸活といえばヨーグルト。もうすでにご自身の腸活のために、お気に入りのヨーグルトを毎日摂っている方もいることでしょう。

スーパーマーケットに行けば、さまざまな種類のヨーグルトや、乳酸菌飲料などが所狭しと並べられています。これらの商品の最近の特徴は、パッケージに効能（機能性）が書かれていることです。

機能性が書かれた食品は「機能性表示食品」といいます。その機能性に科学的根拠のあることを消費者庁に届けることによって、商品パッケージに機能性を表示することができるのです。

ヨーグルトや乳酸菌飲料にもさまざまな機能性表示を見つけることができます。例えば「花粉、ホコリ、ハウスダストなどによる鼻の不快感の軽減」（森永乳業）という機能性表示のヨーグルトがあります。花粉症などのアレルギー性鼻炎で悩んでいる人にアピールした商品であることは間違いないでしょう。

また「ストレス緩和　睡眠の質向上」と表示された乳酸菌飲料（ヤクルト本社）は、大ブームになり、発売から数カ月は入手困難な状態が続きました。年をとると睡眠の質が悪くなり、ぐっすり眠れなくなる人が増えてきます。そんな人たちがブームをつくったのかもしれません。

さらに「認知機能の一つである記憶力を維持」と表示された「記憶対策ヨーグルト」（森永乳業）というのもあります。70歳前後というと認知症がとても気になる年代ですが、そんな人たちにピッタリの商品のような気がします。

機能性表示食品制度が始まったのは２０１５年。まだ10年もたっていません。それ以前も、ヨーグルトや乳酸菌飲料が便秘に効くとか、腸によい働きをするなどといわれてはいましたが、前述のような機能性が期待できることを知って、驚かれた方もいるのではないでしょうか。

これらの機能性の根拠について、腸内細菌の専門家の立場から見ると少し甘いと思う点もあるのですが、いずれの機能性もヨーグルトや乳酸菌飲料に含まれる成分が、腸で何らかの作用をおよぼしていることは間違いありません。

腸活が脳に効くのはなぜか？

「ストレスの緩和」や「記憶力の維持」のためには、脳に作用する必要があります。果たして腸内の作用が脳に影響を与えるのか？　と、疑問に思われる方がいるかもしれませんが、実は腸の作用は脳に影響するのです。

みなさんは「脳腸相関」という言葉をご存じでしょうか。脳と腸は相互に関係しあっているという意味です。腸活に関心のある方なら聞いたことがあるかもしれません。

ストレスを感じているとき、脳内のセロトニンというホルモン（神経伝達物質）が減少していることがあります。

また脳内のセロトニンが減少することによって、うつ症状を起こす人がいることもわかっています。

セロトニンは一般的に「幸せホルモン」と呼ばれているように、気分を晴れやかにする働きがあります。

実はセロトニンは腸にも存在しています。さらにヒトの体内にあるセロトニンのうち、95％は腸でつくられているといわれています。

その95％のセロトニンの一部が脳にとどいて作用するのか？　と思われる人がいるかもしれませんが、そうではありません。

脳には「血液脳関門」というバリア機能があるため、腸のセロトニンが脳にまで到達することはできません。つまり腸のセロトニンが脳で作用することはありえないのです。

一方、腸のセロトニンは神経伝達物質として腸内でさまざまなシグナルを発信し、脳と同じように独自の神経ネットワークを形成しています。

そこから脳に向けて何らかのシグナルを送っていることまではわかっています。これが脳腸相関なのです。

腸からどのようなシグナルが送られているのかは詳しくわかっていませんが、腸内細菌を変えることによって、脳に変化が起こることはわかっています。

だからヨーグルトや乳酸菌飲料に含まれている細菌を摂って、脳にどのような変化が起こるかを調べれば、どんな機能性を持っているのかわかるわけです。

研究方法が20年で劇的に変わった

20世紀の腸内細菌研究は、ヒトの便から採取した腸内細菌を培養して調べていました。しかしこのやり方では腸内細菌を網羅的に調べることができません。ところが21世紀に入ると、腸内細菌研究のやり方はガラリと変わります。

その1つは、腸内細菌の「メタゲノム解析」です。この場合の「ゲノム」は腸内細菌の遺伝子全体を意味します。「メタ」は超越するという意味なので、メタゲノムは腸内細菌を網羅的に遺伝子解析することを意味します。さらに腸内細菌の機能も網羅的に解析することができるようになりました。

もう1つは、2002年にノーベル化学賞を受賞した田中耕一氏（田中耕一記念質量分析研究所所長）が発明した質量分析計です。

質量分析計は、分子レベルの重さ（質量）を量ることができる装置。それによって、腸内細菌がつくる代謝物質などが、高感度で測定できるようになりました。

腸内細菌はヒトと共生する生き物です。腸内でヒトが食べたものから栄養を摂って、アミノ酸とか酢酸とか、いろんな物質を代謝しています。この代謝物が体にさまざまな効果をおよぼしているのですが、質量分析計があればそうした微細な物質のことも詳しく調べることができます。

私たちは2016年ごろから、ヒトの「腸内細菌叢《そう》」のメタゲノム解析を開始しました。腸内細菌叢は菌種ごとのかたまりのことで、一般には「腸内フローラ」と呼ばれています。そこで本書でも、今後は腸内フローラと記すことにします。

腸内フローラのメタゲノム解析では、1000例を超えるデータが集まり、日本人の腸内フローラに関する貴重なデータを得ることができました。ここから、後述する日本人の腸内フローラの5つのタイプがわかったのです。

寿命を延ばす腸内細菌がある

腸内フローラは地域によって特徴があります。沖縄県大宜味村《おおぎみそん》の長寿者の腸内細菌を調べたデータが発表されていますが、この地域の高齢者にはアッカーマンシア菌という細菌が多いことがわかりました。

アッカーマンシア菌はヨーロッパの人たちに多く見られる細菌で、日本ではあまり見ることはありません。

ブルーベリーなどに含まれるポリフェノール類が体によいといわれていますが、アッカーマンシア菌はポリフェノールに誘導されていることがわかっています。

どういうことかというと、一般にポリフェノールは体（細胞）をサビつかせない作用（抗酸化作用）があるから体によいといわれていましたが、そうでなくアッカーマンシア菌を増やすから体によいのではないか？　という可能性が出てきたのです。


最近、寿命を短くしたマウスにアッカーマンシア菌を投与すると、寿命が回復することを示した論文が発表されています。

マウスの特定の遺伝子をノックアウト（機能欠損型の遺伝子を導入すること）すると、寿命を短くすることができます。そのマウスにアッカーマンシア菌を投与すると寿命が延びたのです。つまりマウスの寿命を決めるのは、環境的な要因も大きいということが示されたわけです。

よく寿命は遺伝子がほぼ決めているといわれますが、そうではなく、腸内細菌などの環境的要因も大きく関わっている可能性があるということです。

この論文を発表した研究グループは、すでにヨーロッパでアッカーマンシア菌の培養に成功していて、サプリメント（健康補助食品）も開発されています。

ヒト臨床試験データも発表されていますが、アッカーマンシア菌のサプリメントを投与すると、肥満や糖尿病、脂肪肝などが改善し、腸管のバリア機能もよくなることが明らかになっています。研究者たちの間では有名な話題ですが、いずれこうしたサプリメントが日本にも入ってくるでしょう。

メタボ予防で認知症のリスクが上がる？

アッカーマンシア菌には肥満を改善する働きがあります。こうした肥満を改善する作用をもつ腸内細菌のことを、一般の人向けのメディアでは、「ヤセ菌」と呼んでいます。ダイエットしたい人には興味深い話ですね。

しかしダイエットというのは、誰にでも必要なものではありません。とくに65歳を過ぎたら、肥満解消はほどほどにしたほうがよいというのが私の考えです。

順天堂大学大学院が行った東京都文京区に住む高齢者1615名（男性684名、女性931名）を対象にした研究があります。

研究の内容を簡単にいうと、認知症やその前段階である軽度認知障害を発症しやすいのは肥満なのかサルコペニアなのかを調べること。サルコペニアは「はじめに」にも書きましたが、加齢とともに筋肉が減少していく現象のことです。

研究の対象になった人たちは、「正常」「肥満」「サルコペニア」「サルコペニア肥満」の4つのグループに分けられました。サルコペニア肥満というのは、太っていて筋肉も少ない人のことです。

それぞれのグループの認知機能を調べたところ、正常と肥満のグループは、認知症と軽度認知障害の発症率にはほとんど差はありませんでした。つまり肥満でも筋肉さえあれば、認知症の発症率は健常者と変わらないということになります。

ところがサルコペニアのグループでは認知症のリスクが高くなり、さらにサルコペニア肥満のグループになると健常者の6倍ぐらい認知症が増えることがわかったのです。

本書はおもに70歳前後の人たちに向けて書いていますが、70代の人たちにとって大事なのは、「筋肉を落とさないライフスタイル」です。50代くらいまではメタボリックシンドローム（メタボ）の予防のためにダイエットしなさいと、盛んにいわれてきたと思いますが、少なくとも高齢者と呼ばれる65歳を過ぎたら、肥満を気にするよりも、筋肉をつけることのほうが重要です。メタボ予防にばかり目を奪われると、逆に認知症のリスクを上げてしまうのです。

腸内細菌は食べものでつくられる

腸内細菌はヒトの腸内に棲み、ヒトと共生している生き物です。そして腸内細菌は、ヒトが食べたものをエサにして生きています。ですから腸活には何を食べるか？ということが重要になってきます。

腸活に関心のある方なら、腸内細菌のエサは食物繊維であることをご存じでしょう。食物繊維は野菜や穀物に多く含まれています。日本人はおもにお米（穀物）を食べてきた民族なので、食物繊維の多くを穀物から摂ってきた歴史があります。

ところがその大事な穀物の摂取量が、少なくなってきました。とくに近年、炭水化物が肥満の原因といわれ、炭水化物を制限するダイエット法が流行しました。その影響なのか、40代になるとメタボ健診に引っかからないように、炭水化物を控える人が増えてきたように思います。

しかし炭水化物を減らせば、食物繊維をしっかり摂ることができません。それは腸内細菌にとっては、自分たちのエサが十分入ってこないことになります。その結果、どうなったのかというと、糖尿病になる人が増えてきたのです。

日本の同一地域の同一集団をずっと追いかけている久山町研究という有名な疫学調査があります。九州大学久山町研究室が行っている大規模調査で、福岡県の久山町の住民を60年以上にわたって、栄養指導を行いながら、住民にどんな病気が増えているか、どんな病気で亡くなっているかなどを調べています。

この久山町研究の最近10年くらいのデータを見ると、男性の2人に1人が糖尿病になっていました。生活習慣病の予防のために、バランスのよい食事を指導した結果、今度は糖尿病が増えてきたというわけです。その理由の1つに穀物の摂取量が減ってきたことがあると私は思っています。

とくに現在65歳以上の高齢者と呼ばれる世代は、すでにバランスのよい食事摂取を達成できています。しかし栄養が足りていても、食物繊維を多く含む穀物を積極的に摂らないと、腸内細菌のエサが足りなくなります。ですからメタボ予防のために炭水化物を制限するより、もっと炭水化物を摂ったほうがよいのです。

なお穀物の中でも食物繊維が豊富なのは精製していない全粒穀物です。お米なら玄米、小麦なら全粒粉を使ったパンなどですが、これについては第5章で詳しく説明することにします。

腸内フローラを決める3つの要因

腸内細菌の研究は世界中で進められていますが、最新鋭の測定器を用いたオランダの研究で、ヒトの腸内フローラが何によって決まるのかが明らかにされました。世界的な科学論文誌『ネイチャー』に発表されたものです。

それまでは、腸内フローラを決定する要因の1つは病気だと考えられていました。「〇〇の病気で△△菌が増える」といった理屈です。

ところが、前述の久山町研究のように、ある地域の集団の腸内細菌を徹底的に調べたところ、それ以外の3つの大きな要因によって腸内フローラが決まることがわかってきました。

1つ目は「食事」です。腸内細菌はヒトの食事の一部をエサにしているので当然といえば当然ですが、何を食べているかはヒトの腸内細菌を決定づけている大きな要因の1つです。

2つ目は「小さいときの環境」です。生まれるときの赤ちゃんの腸は無菌状態です。そこから、母乳や食べものなどに含まれる細菌が腸に棲みつきます。それらの細菌が腸に定着するのは3歳ぐらいだといわれています。つまり生まれてから3年くらいの生活環境が腸内フローラを決めているというわけです。

3つ目「現在の環境要因」です。乳幼児のときに棲みついた腸内細菌はずっと変わらないで腸の中にいるわけではありません。

この環境要因には食べものはもちろん、どんな人と一緒に暮らしているか、あるいは収入まで影響していて、健康や病気の影響は意外に少ない可能性があるというのが、この論文の結論になっています。

大切なのは善玉菌vs悪玉菌ではなく、多様性

腸内には善玉菌と悪玉菌が棲んでいて、お互いに勢力争いをしているといわれています。最近では優勢なほうに味方する日和見菌もいるといわれていて、善玉菌が優勢な腸内フローラが健康に影響を与えているというストーリーがよく語られています。しかし腸内細菌の研究ではこのような考え方はしていません。

善玉菌や悪玉菌というイメージはあまりにも有名なので、ご存じの方も多いと思

います。代表的な善玉菌といえばビフィズス菌と乳酸菌でしょう。しかし仮に腸内細菌がすべてビフィズス菌だったら長生きできるのかというと、そんなことは絶対に考えられません。

神戸大学大学院科学技術イノベーション研究科先端医療学分野教授の山下智也先生は、心不全の人の腸にビフィズス菌が多いことを発表しています。

私たちの研究でも、糖尿病の人はビフィズス菌が多いというデータがあります。他にもいくつかあって、意外に病気の人にビフィズス菌が多いという研究発表は多いのです。

ただ誤解しないでほしいのは、ビフィズス菌入りのヨーグルトをたくさん食べると病気になるという意味ではありません。そもそも外から入ってきた細菌がそのまま定着することはないのです。病気とビフィズス菌の関係はまだ解明されていませんが、腸内細菌の宿主（ヒト）の腸があまりにも脆弱なので、それを改善しようとしてビフィズス菌が増えているという説もあります。

ここで私が言いたいのは、「善玉菌や悪玉菌というものは存在しない」ということです。それぞれの細菌はヒトにとってよい働きもするし、悪い働きもします。それはヒトから見た話で、腸内細菌がヒトのためにやっているわけではありません。むしろ大事なのは腸内細菌の多様性です。人間社会も多様な人がいたほうが社会として成り立ちますね。

例えば人間社会には勤勉な人も怠け者もいます。しかし怠け者といわれている人が、社会にとって何の役にも立っていないかというと、そうではありません。そもそも善玉菌、悪玉菌と同じように、勤勉、怠け者もその人の一面でしかありません。腸内細菌も同じで、いろんな種類の菌がいることによって、ヒトの健康や寿命に影響を与えているのです。

フィンランドに腸内細菌の多様性と寿命について調べた研究があります。ヒトの寿命を15年間追いかけたデータですが、結論だけいうと、15年後の寿命を予測するには腸内細菌の多様性が大事だということです。詳細は第4章で説明します。

便移植で腸の難病が治る？

便移植という新しい治療法があります。健康な人の便の腸内細菌を病気の患者さんの腸に入れる治療法のことです。クローン病や潰瘍性大腸炎といった腸の難病に有効な治療法といわれていて、２０２２年11月、アメリカとオーストラリアで保険適用になりました。

日本でも２０２３年1月から先進医療を目指した臨床試験が認可されています。つまり、この臨床試験が成功すれば、便移植の医療費のみ実費で、あとは保険適用で治療を受けられるということになります。

順天堂大学の石川大先生（医学部付属順天堂医院消化器内科学講座准教授）が日本の便移植の第一人者です。

私が石川先生と一緒に出演したＮＨＫの『ヒューマニエンスＱ』で、石川先生が、ドナー（便を提供する人）は親よりもきょうだいのほうが効果があるようだと言っておられましたが、これは前述の腸内細菌を決める要因の１つである小さいときの環境が影響しているのかもしれません。

小さいときの環境は意外に重要で、例えば母乳で育てられたか、人工のミルクで育てられたかでも異なります。母乳には母親の細菌が含まれているのに対し、ミルクはほ乳瓶を煮沸消毒して与えますから当然といえば当然です。

また自然分娩か帝王切開で生まれたかも大きく影響します。赤ちゃんの腸内細菌は、母親の膣を通ってくるときに受け継がれるものがありますが、帝王切開で生まれるとこの過程で腸内細菌を獲得できない可能性があるからです。

アスリートのパフォーマンスを上げる菌

動物も細菌（微生物）と共生していて、その生き物の生存に役立っています。わかりやすい例が草食動物です。牛は草しか食べないのに筋肉があります。ヒトが草だけ食べていたら、たんぱく質不足になって、あっという間に筋肉が少なくなってしまうでしょう。

筋肉をつくるには、たんぱく質が不可欠です。たんぱく質が分解されるとアミノ酸になりますが、このアミノ酸が筋肉の材料です。牧草には筋肉をつくるアミノ酸が少ないのですが、牛の胃には微生物がいて、草の主成分であるセルロースを分解して、筋肉をつくるアミノ酸をつくり出すのです。

ヒトでもアミノ酸をつくる腸内細菌を持っている集団がいます。パプアニューギニアの高地人は、成人1人あたりのたんぱく質摂取量が少ないのですが、彼らはサツマイモからアミノ酸をつくる腸内細菌を持っています。

ただ研究者が調査のためにこの地域に入り、現地の人と同じものを食べても、この腸内細菌が棲みつくわけではありません。だから日本人は筋肉をつくるために、たんぱく質をしっかり摂らないといけないのです。

腸内細菌の多様性といいましたが、多様な菌の中には意外な働きをする菌もあります。最近、話題になっているのがアスリートのパフォーマンスを上げる菌です。ハーバード大学の研究で、ボストンマラソンに参加するランナーの便を、マラソン大会の日をはさんで2週間、毎日採取して腸内細菌の変化を見たところ、ベイロネラ属という種類の細菌が増えていることがわかりました。

マラソンランナーが長く走り続けると、筋肉や血液中に乳酸がたまります。これに対し、ベイロネラ属の細菌はほぼ乳酸だけをエサにして、短鎖脂肪酸（酢酸とプロピオン酸など）をつくり出します。この短鎖脂肪酸がランナーの持久力を支えるエネルギー源になっているというのです。

さらにこの研究では、ランナーから採取した細菌を培養して、マウスの腸に移植してみました。その結果、移植していないマウスに比べて平均で13％長く走り続けたといいます。

同じような研究はいくつか行われていて、ベイロネラ属以外の細菌も報告されています。ですから、このような作用をもたらす細菌は1つではありません。

アスリートのパフォーマンスだけでなく、仕事のパフォーマンスも腸内細菌が影響している可能性があります。

日本は国際的にみても明らかに労働生産性が低い国と位置づけられています。会社に来ているのにパフォーマンスが悪い人のことをプレゼンティズム（職場には出勤しているが生産性が低下している状態）といいます。

私はここにも腸内細菌が関与しているのではないかと考えています。もしかしたら、食べるものを変えて腸内細菌が変われば、プレゼンティズムが改善され、労働生産性の向上につながる可能性があります。

現段階では、仕事のパフォーマンスに大きな影響を与えているのが睡眠であることがわかってきているので、睡眠と腸内細菌の研究は重要だと思います。

薬を飲むと腸内フローラが悪化

2022年、日本人の腸内細菌が何に影響を受けているかを明らかにした論文が発表されました。東京医科大学の永田尚義先生（消化器内視鏡学分野准教授）たちの研究ですが、日本人約4200名を対象にした大規模データベース（マイクロバイオームコホート）を解析したものです。

4200名はいずれも病院に通っています。前述したように、病気は腸内フロー

腸内フローラに影響を与える因子

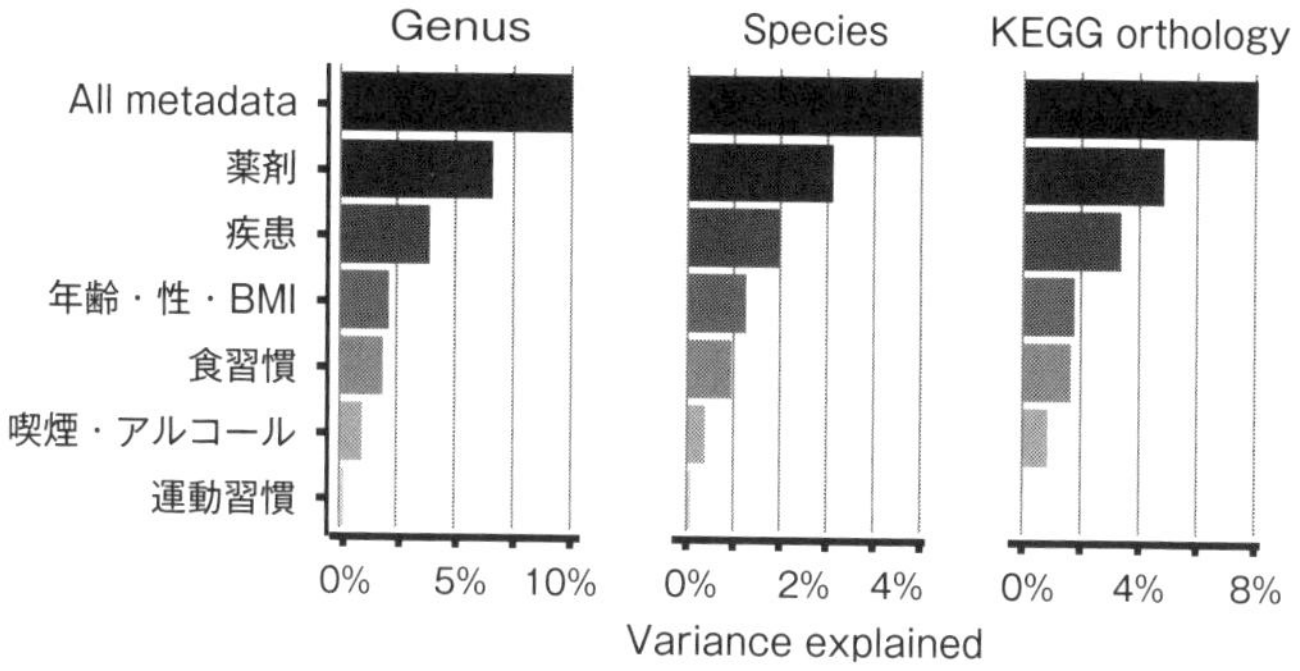

Genus(属)、Species(種)、KEGG orthology(遺伝子機能)で、腸内フローラに与える因子を調べた。薬剤がもっとも影響を与えていることがわかる

＊出典:東京医科大学、2022年

ラを決定づける大きな要因ですが、この研究ではそれ以上に薬(薬剤)の影響が大きいことが明らかになりました。通院している人の多くは薬を服用していますから、それが腸内フローラに影響を与えているというわけです。

前述の3つの要因の1つである食べもの(食習慣)や、以前から腸内フローラに影響を与えるといわれていた喫煙やアルコールもランキングしていますが、薬に比べるとそれらの影響ははるかに少ないことがわかりました。

以前から、抗生物質は細菌を殺してしまうので、腸内環境を悪化させるといわれていましたが、それ以外の薬でも腸内フローラは変化します。

この研究ではそれ以上に、服用する薬の種類が増えるほど腸内フローラの変化が大きいことがわかりました。

複数の薬を服用していることをポリファーマシー（多剤併用）といいます。70歳ともなると、血圧やコレステロールの薬など、2～3種類の薬を併用している人が珍しくありません。中には10種類以上という人もいます。

多剤併用は副作用が現われやすいといわれ、厚生労働省でも問題があるとしていますが、70歳の腸活においてもこの問題は無視できません。この対処法については第4章で詳しく述べることにします。

腸活で感染症にかかりにくくなる

腸活がブームになっている背景に「免疫」があると思います。免疫は病気から体を守るために、ヒトにもともと備わっているしくみのことです。

免疫でまず思い出されるのは、感染症を防ぐ働きです。新型コロナウイルス感染症（以下、コロナ）では高齢者が重症化しやすいといわれましたが、それは高齢になるほど免疫力が低下するからです。免疫力が弱ければウイルスに感染しやすくなり、また感染すれば重症化もしやすくなります。

ヒトの免疫細胞の約70％は腸に存在しているといわれています。そして腸内の免疫細胞は腸内細菌によって、いろんな病原体に対処できるように「教育」されていることがわかっています。

「はじめに」で紹介した京丹後市の高齢者は、インフルエンザの罹患率が低いことがわかっています。コロナと同じように、インフルエンザも高齢になるほど重症化しやすい感染症ですが、京丹後市の高齢者はかかりにくいのです。私たちは彼らのリンパ球（ウイルスなどを攻撃する免疫細胞）なども調べていますが、その結果においても、平均的な高齢者に比べて免疫力が高いことがわかりました。

もう1つ、京丹後市の高齢者が長寿なのは、がんにかかりにくいからなのかもしれません。

がんは遺伝情報が誤って伝えられてできる細胞が増殖して発症します。しかしそうした異常な細胞はリンパ球などの免疫細胞によって駆除されます。この力が高齢になると衰えるので、年齢が上がるほどがんになるリスクも高くなります。

長寿はさまざまな要因によって成り立っていますが、少なくともがんになりにくいということも、京丹後市に百寿者が多い要因の1つになっているといえるでしょう。


長寿といえば、カロリー制限が寿命に影響するという研究があります。マウスやサルでも実証されていますが、最近、ヒトにカロリー制限をした研究で、胸腺が若返ることが明らかになりました。

胸腺というのは胸骨の裏にある組織で、ここでリンパ球がつくられます。しかし胸腺は大人になると老化して、やがて機能しなくなります。もちろんリンパ球は胸腺だけでつくられてはいないので、胸腺が機能しなくなった人でも腸などでつくられるリンパ球が働いています。

ところがヒトを2年ほどカロリー制限すると、胸腺が若返って、再び全身のためにリンパ球をつくることがわかりました。

このカロリー制限は、2000キロカロリー前後なので、70歳くらいの人なら達成できているのではないかと思います。

ここで言いたいことは、高齢になると免疫力が落ちるといわれていますが、食習慣を変える（カロリー制限をする）ことによって、免疫が若返ることがヒトの試験で証明されたということです。

日本人の腸内フローラは5種類に分けられる

腸内細菌の種類や構成比は1人ひとり異なりますが、腸内フローラをいくつかのタイプに分けることは可能です。これをエントロタイプといいます。私たちは約1800人の日本人の便を採取して、AI（人工知能）で解析し、エントロタイプの分類を試みました。

欧米の研究ではエントロタイプが3～4種類に分類されていましたが、日本人は体質も食習慣も異なるので、欧米のタイプにあてはめることは困難です。そこで5つのタイプに分類することにしました。

5つのタイプとどんな食生活が影響しているかをまとめました。もっとも健康なのはEタイプで、栄養バランスがよく、かつ低脂肪の食事をしています。次いで健康的なのがBタイプで、3大栄養素のバランスがよい食事をしている人に見られます。

高血圧や糖尿病などの生活習慣病との関係が大きく見られるのがタイプAで、動物性たんぱく質・脂質が多い食事をしています。タイプEと比べると、糖尿病との関連性が12・5倍、心疾患との関連性は14倍もあることがわかりました。

Dタイプは炎症を起こしやすいタイプで、たんぱく質や脂質の他に砂糖を多く摂っている人に見られます。Eタイプに比べると、潰瘍性大腸炎やクローン病などの炎症性腸疾患（IBD）が27倍にもなることがわかりました。

日本人のエンテロタイプ5型と食の傾向

Ⓔ type「ヘルシー食タイプ」

【特徴的な菌】プレボテラ属が多いタイプです。
【食事傾向】脂肪の摂取が少なく、栄養素をバランスよく摂取している傾向にあります。

Ⓐ type「たんぱく・脂肪タイプ」

【特徴的な菌】ルミノコッカス科、ストレプトコッカス属が多いタイプです。
【食事傾向】動物性たんぱく質、脂質の摂取が多い傾向にあります。

Ⓓ type「たんぱく・脂質・糖タイプ」

【特徴的な菌】ビフィドバクテリウム属、ストレプトコッカス属が平均より大幅に多いタイプです。
【食事傾向】たんぱく質、脂質、砂糖の摂取が多い傾向にあります。

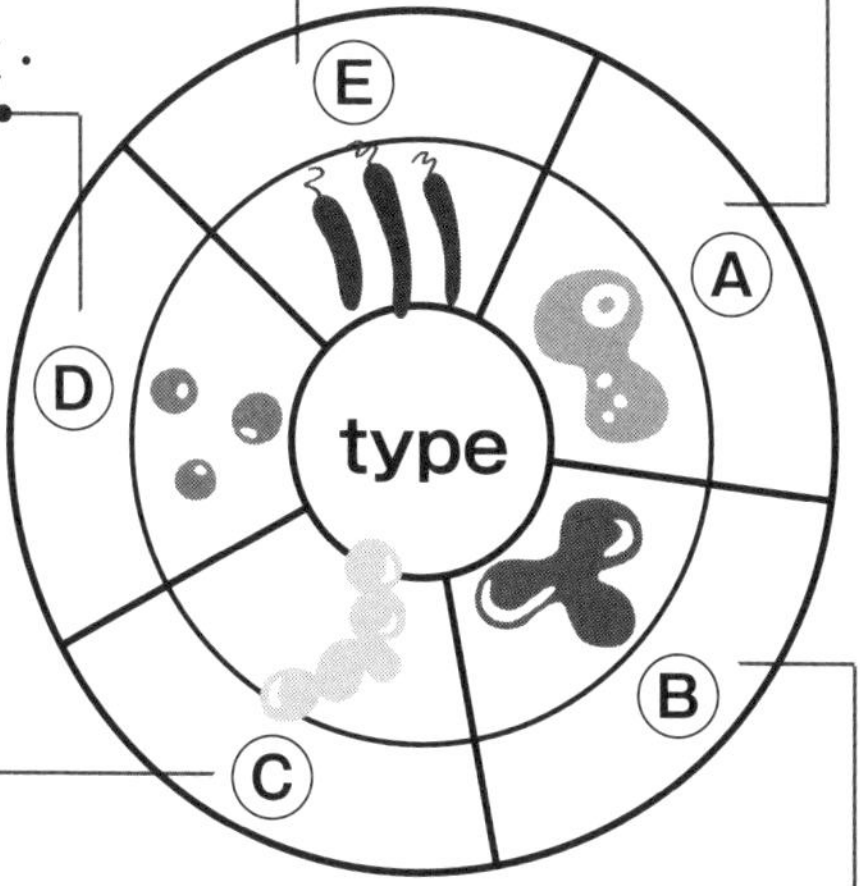

Ⓑ type「バランス食タイプ」

【特徴的な菌】バクテロイデス属、フィーカリバクテリウム属が多いタイプです。
【食事傾向】3大栄養素をバランスよく摂取している傾向にあります。

Ⓒ type「アンバランス食タイプ」

【特徴的な菌】バクテロイデス属が多く、フィーカリバクテリウム属が少ないタイプです。
【食事傾向】炭水化物に頼りがちで、他の栄養素が不足している傾向にあります。

*Takagi T,et al. Microorganisms 2022,10:664

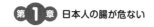

腸内フローラ検査がふるさと納税の返礼品に

このエントロタイプを調べる検査（腸内フローラ検査サービス）は、２０２２年、大阪府枚方市のふるさと納税の返礼品に採用され、話題になりました。

この返礼品が民放の情報番組で取り上げられたことがきっかけで、申し込みが急増し、枚方市の寄付額が増加。２０２２年10月の寄付額は前年同月比で6倍にまで増えたと伝えられています。

現在、腸内フローラ検査サービスは、誰でも受けることができます。検査キットを販売している医療機関やネットサービスなどからキットを入手し、専用の採取容器で便（検体）を採取。検体を封筒に入れてポストに投函すると、4週間くらいで専用サイト上からオンラインにて結果が閲覧できるようになっています。

検査結果は自分のエントロタイプがわかるほか、悪い結果が出た場合、どんな食生活にすれば健康的な腸内フローラに変えることができるかのアドバイスもしてくれます。

まだ始まって間もないサービスですが、おなかの調子に不安のある人や、食生活の乱れが気になる人などに人気のようです。興味のある人はインターネットで検索してみるとよいでしょう。

腸内フローラは何歳になっても変えられる

腸内フローラ検査サービスで、腸内フローラを改善するためのアドバイスが得られるということは、腸内フローラは何歳になっても変えられるということです。つまり腸活が有効であることを意味しています。

小さいときの環境で腸内フローラは決まりますが、そのときの腸内フローラが一生続くわけではありません。

また生まれた頃と同じ種類の菌が70歳の人の腸内にいたとしても、それは同じ菌ではありません。

例えば、ビフィズス菌は生まれたばかりの赤ちゃんの腸に多いといわれていますが、赤ちゃんの腸にいるビフィズス菌と70歳の人の腸にいるビフィズス菌はまったく違ったものです。

そもそもビフィズス菌は、ビフィドバクテリウム属の総称で、その菌属にロンガム種やブレーベ種などの菌種があります。そして菌種からさらに分けられるのが菌株です。

ヨーグルトのパッケージを見ると、よく「○○株」と書かれていますが、その数は無数にあります。

そして同じ菌属の菌種でも、菌株ごとにヒトへの効果は異なります。だからこそ、乳業メーカーなどの企業は、新しい機能性を持つ菌株を求めて、しのぎをけずっているのです。

前述したように、腸活で一番大事なことは、多様性のある腸内フローラにすることです。善玉菌と呼ばれている菌にばかり目を奪われているのは、木を見て森を見ないのと同じです。本書では、森の視点から腸活について考えていきたいと思います。

第2章

持続可能な腸活とは何か

便は腸内フローラの共通言語

腸活を始めるにあたって、今の自分の腸内フローラが健康的なのか、そうでないのかを知りたくはありませんか?

腸内フローラを詳しく知るには、第1章で紹介した腸内フローラ検査サービスを受けるのが一番ですが、少しハードルが高いと思う人もいるでしょう。

実は誰でも簡単に自分の腸内フローラの状態を、ある程度知ることができる方法があります。

それは自分の便をじっくり観察すること。腸内細菌の研究はいろんな人の便を採取して調べることから始まります。これは昔も今も変わりません。

昔から便の色や形を見て、腸内フローラが健康的かどうかを観察する方法が世界中で行われてきましたが、この評価方法は世界共通。腸内フローラを調べるための共通言語といってよいかもしれません。

まず定期的な排便があるかどうか。次に便のニオイがきついかきつくないか。そして便が硬いかやわらかいかも重要です。つまり「頻度」「ニオイ」「硬さ」の3つがチェックポイントです。

1つ目は頻度です。毎日お通じがなければ便秘と思っている人がいるかもしれませんが、週に3回以上、定期的にお通じがあるなら腸内環境は良好といえます。5155名を対象にしたアンケート調査によると、日本人の排便頻度は、1週間に8回以上が25・0%、3~7回が66・6%、0~2回が8・4%という結果が出ています。

ただし定期的なお通じがあっても、強くいきまないと便が出なかったり、排便後も便が残っている感じがしたりするときは、腸内フローラに何らかの問題がある可能性があります。

2つ目はニオイです。健康的な腸内フローラであれば、便のニオイはそれほどくさくありません。しかし動物性のたんぱく質や脂質を多く摂っている人の便はニオイがくさくなります。

これは動物性たんぱく質・脂質をエサにする腸内細菌が増えているからです。これらの腸内細菌はアンモニアや硫化水素など、さまざまな腐敗物質をつくり出します。これがくさいニオイの正体です。ニオイをつくり出す腸内細菌が増えてくると、オナラのニオイもくさくなります。

硫化水素は大腸がんとの関わりも指摘されていますが、ゆで卵や温泉のようなニオイがします。

3つ目は硬さです。これは「ブリストル便形状スケール」を用います。左ページにこれをまとめておきましたので、参考にしてください。

もっともよい形の便はタイプ4で、やわらかいソーセージ状となっていますが、バナナ状の便と表現する人もいます。日本で行われた調査によると、生活の質がよいと感じている人は、タイプ4が多いことがわかっています。

タイプ3~5は正常な便とされますが、日本人はここに6~7割の人が含まれます。タイプ1~2の便秘がちな便は2割程度、タイプ6~7の下痢がちな便は1・5割程度となっています。

ブリストル便形状スケール

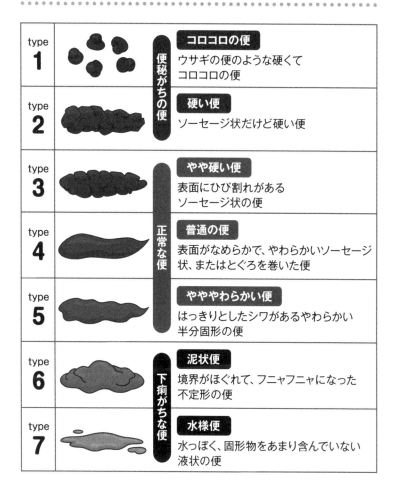

type 1		便秘がちの便	**コロコロの便** ウサギの便のような硬くて コロコロの便
type 2		便秘がちの便	**硬い便** ソーセージ状だけど硬い便
type 3		正常な便	**やや硬い便** 表面にひび割れがある ソーセージ状の便
type 4	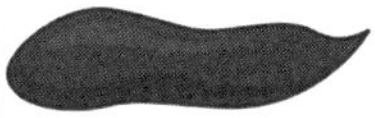	正常な便	**普通の便** 表面がなめらかで、やわらかいソーセージ状、またはとぐろを巻いた便
type 5		正常な便	**ややわらかい便** はっきりとしたシワがあるやわらかい 半分固形の便
type 6		下痢がちな便	**泥状便** 境界がほぐれて、フニャフニャになった 不定形の便
type 7	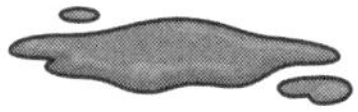	下痢がちな便	**水様便** 水っぽく、固形物をあまり含んでいない 液状の便

＊Lewis SJ. heaton KW: Scand J Gastroenterol. 1977 Sep;32(9):920-4より

男女差や年齢による差もあります。最近の若い男性には下痢ぎみの便が増えていて、40歳未満の健常な男性ではタイプ1と2が15%、タイプ5と6が3分の1を超えていて、女性に比べると明らかな軟便傾向になっています。

腸年齢がわかるチェックリスト

次に、あなたの腸年齢を計算してみましょう。左ページのAとBの質問に当てはまるものがあれば□の中にチェックを入れてください。Aについたチェックは＋（プラス）、Bについたチェックは－（マイナス）です。

例えば、70歳の人でAのチェックが5つあり、Bのチェックが8つだとしたら、70＋5－8＝67（歳）となります。この場合、実年齢よりも腸年齢が3歳若いということになります。逆にAのチェックが8つあり、Bのチェックが3つなら、70＋8－3＝75（歳）で、腸年齢は実年齢よりも5歳老けていることになります。

年をとると年齢を気にするようになる人が多いのですが、実年齢（暦年齢）を気にするのは意味がありません。

腸年齢を計算するための質問項目

質問A

□朝食を摂らないことが週に4日以上ある
□外食が週に4回以上ある
□コーヒーには砂糖を入れる
□アルコールは週に4回以上飲む
□野菜不足だと思う
□牛・豚・羊などの肉類が好き
□便秘である
□いきまないと便が出てこないことが多い
□コロコロした便のことが多い
□オナラ、便がくさいといわれる
□仕事でも、休日でも運動不足である
□タバコを吸う
□ストレスを感じている
□寝不足である
□肌荒れや吹き出物で悩んでいる
□胃酸分泌抑制薬を飲んでいる
□抗生物質をよく服用する
□コンビニエンスストアをよく利用する
□仕事、買い物には車で出かける

質問B

□豆腐、厚揚げが好き
□塩分は制限している
□玄米、麦などの全粒穀類を3食に1度は食べる
□朝食後に便が出ることが多い
□見た目が若いといわれる
□発酵食品が好き
□スープよりみそ汁が好みである
□田舎、地方の出身である
□3人以上のきょうだいがいる
□週に3回以上運動をしている
□深夜0時までには就寝している

計算方法

Aのチェックは＋（プラス）、Bのチェックを－（マイナス）として計算する

70歳の人でAのチェックが5つあり、Bのチェックが8つだとしたら、70＋5－8＝67（歳）で、実年齢よりも腸年齢が3歳若いということになる。Aのチェックが8つあり、Bのチェックが3つなら、70＋8－3＝75（歳）で、腸年齢は実年齢よりも5歳老けていることになる

＊出典:http://www.gut-clock-gage.comより

同じ年齢でも、体の機能が衰えて老化が進んでいる人もいれば、体の機能が同年齢の人たちに比べて若い人もいます。

この差にはいろんな要素がありますが、腸内フローラもその大きな要素の1つになります。

しかし腸内フローラは変えることができるので、腸年齢を若返らせることは十分可能です。これからは暦年齢ではなく、体の機能がどのくらい若いかという生物学的年齢の時代です。70歳だからとあきらめることはありません。

ここまで読んだら自分の腸年齢を計算してみましょう。暦年齢よりも腸年齢が若ければ、その状態を維持していけばよいのです。あるいは、もっと若くすることも不可能ではありません。

逆に暦年齢よりも腸年齢が年をとっていれば、この本の第5章のような生活習慣を取り入れることによって、腸年齢を若返らせることができます。

腸内フローラを悪くする生活習慣

気付かれた方もいるかと思いますが、Aの質問項目はほとんどが腸に悪い生活習慣をチェックするものです。肉や砂糖の摂りすぎや野菜不足、運動不足や寝不足、タバコやお酒、ストレスなどは腸内フローラを不健康にする要因です。抗生物質などの薬については第1章でも述べましたが、これをどう解決するかは第4章で説明します。

これに対し、Bの質問項目はほとんどが腸によい生活習慣です。豆腐などの大豆加工食品や食物繊維が豊富な全粒穀物、発酵食品を摂り、よく体を動かして、夜は早く寝る生活が腸内フローラを健康にします。

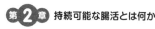

「田舎、地方の出身である」と「3人以上のきょうだいがいる」は、第1章で述べた小さいときの環境に含まれます。

ベイラー医科大学の研究で、生後3~4カ月の乳幼児903人から月1回採取された便を解析して、乳児から小児への移行期の腸内フローラの変化について報告しています。その中で、きょうだいの有無や地理的な場所が腸内フローラの組成や個人差を生み出す要因であることが指摘されています。

この研究によると、母乳で育った子どもは発達期（生後3カ月〜14カ月）にビフィドバクテリウム属（ビフィズス菌）が豊富になりますが、離乳後はいろんな食品を食べるようになるので、腸内フローラの多様性が増加していくことがわかっています。そして生後3年を経過すると、腸内フローラの組成が安定していくと推察されています。

このように、腸内フローラは小さいときにおおよそ決まってしまうのですが、その後の生活習慣でも変化します。腸に悪い生活習慣を腸によい生活習慣に変えることによって、腸年齢を若返らせることは可能なのです。

赤肉は大腸がんのリスクを高める

最近、高齢者の肉食が推奨されているようです。サルコペニア（加齢性筋肉減弱現象）やフレイル（虚弱）になる理由の1つにたんぱく質不足があるからです。

高齢になると食が細くなる人が多いので、肉を食べて不足しがちなたんぱく質を補いましょう、という考え方だと思います。

実際、サルコペニア診療ガイドライン（2017年版）には、サルコペニアの予防や治療にたんぱく質を摂取することが推奨されています。ただし「肉」とは書かれていません。必要なたんぱく質量を摂取できているのであれば、たんぱく源は肉でなくてもかまわないのです。

肉といってもいろいろありますが、牛肉や豚肉、そして日本では北海道くらいでしか積極的に食べられていませんが羊肉もあります。これらの肉のことをレッドミート（赤肉）といいます。なお鶏肉はホワイトミート（白肉）なので、レッドミートとは区別されます。

赤肉を多く食べるとオナラがくさくなります。前述したように、オナラがくさい人の腸内フローラは健康的とはいえません。

また赤肉およびその加工肉（ハムやソーセージ、ベーコンなど）は、大腸がんのリスクを高めます。

２００７年に世界がん研究基金（ＷＣＲＦ）と米国がん研究協会（ＡＩＣＲ）による評価報告書によると、赤肉や加工肉の摂取は大腸がんのリスクを上げることが確実と判定されています。

高脂肪食でも腸内フローラは悪化する

もう１つの問題として、赤肉を食べると脂肪も摂ることになり、いわゆる高脂肪食になりがちです。実は高脂肪食になると腸内フローラが、健康によくないほうに変化するのです。

高脂肪食による腸内フローラの変化が、脂肪肝やメタボを引き起こすことは以前から指摘されていましたが、それだけではありません。

高脂肪食を与えて肥満にしたマウスの便を、肥満ではないマウスに移植（便移植）したところ、移植されたマウスは肥満になる前に、不安の増加や記憶障害、行動障害などを起こすようになりました。

これらの結果から、高脂肪食で変化した腸内フローラが脳に影響している可能性が示されました。第1章で述べた脳腸相関ですね。

ヒト臨床試験でも高脂肪食を摂ると腸内フローラが変化することが明らかにされていて、腸内にインドールなどの腐敗産物が増加することが明らかにされています。これがくさいオナラの元になっているわけです。

こうしたデータがあることから、私は赤肉を摂ることを勧めていません。といっても絶対に食べるなというわけではありません。許容できる摂取量についてはいくつかの提案がありますが、私は1日100g以下なら問題ないと考えています。

肉食はもう行き詰まっている

別な理由からも、私は赤肉反対派です。それは赤肉を食べる食文化がもはや持続可能ではないからです。

最近、「持続可能」という言葉をよく聞きます。発端はSDGs（持続可能な開発目標）でしょう。

2015年9月、150カ国を超える世界のリーダーが参加した国連持続可能な開発サミットで、持続可能で多様性と包摂性のある社会の実現を目指すため、2030年を達成期限として定められたのがSDGsです。その中には17の目標があります。

そのうち目標13「気候変動に具体的な対策を」、目標15「陸の豊かさも守ろう」に関連するのが肉食です。

国連食糧農業機関（FAO）の報告によると、世界の温室効果ガス排出量の14％は畜産業によるものだとされています。

温室効果ガスは二酸化炭素などの地球温暖化の原因といわれているガスのことで、これが家畜を育てることによって増えるのです。

牛や羊などの反芻《はんすう》動物（一度飲み込んだ食べものを再び口の中に戻して再咀嚼する動物）は、エサを胃で発酵させて消化するプロセスでメタンガスを発生させます。

それがゲップとして大気中に放出されるのが問題だといわれているのです。

メタンガスは温室効果ガスの1つです。それが世界の温室効果ガスの14％にもなるというのですから驚きですね。

畜産からパンデミックが起こる?

牛や羊は、豚や鶏に比べると成長スピードが遅く、飼育するために多くのエサが必要です。つまり生産効率から見ても、牛や羊は持続可能ではないわけです。

動物性食品を1kg生産するために必要な専有面積も豚や鶏に比べると、牛や羊は広い土地利用が必要になります。

1ポンド（約450g）の牛ステーキの場合、146平方メートル（約44坪）の土地が必要になるとされています。

これに対し、豚や鶏は牛や羊に比べると少ない用地で飼育できるのですが、もう1つの問題があります。それはパンデミックです。

パンデミックとは、感染症の世界的大流行のこと。私たちはコロナのパンデミックを経験したばかりなので、パンデミックがどういうものなのかよく理解できると思います。

現在、地球規模で進められている森林伐採は、気候変動の問題があると同時に、野生生物の生息地を狭めています。

すると、それまで棲み分けられていた生きものの生活圏が重複するようになり、異種同士の接触の機会も増えます。その結果、未知のウイルスなどが出現する可能性が大きくなるのです。

具体的にいうと、野生動物の生息地の近くで人間が家畜を飼育している環境では、ウイルスなどの病原体を持った野生動物の集団と、家畜や人間への接点が生まれることになります。

畜産の現場に侵入した新たなウイルスは、動物から動物に感染し、さらに動物から人間に感染して、感染症流行のきっかけになるのです。ここから流行が世界中に広がるのがパンデミックです。

生態学や公衆衛生の研究者たちは、森林伐採や野生動物の生息地での家畜頭数の増大が、次々に現れる新しい感染症の流行の原因であると指摘しています。そして新たなパンデミックを食い止めるためには畜産業のあり方や人間の肉食のあり方を見直すことが必要だと研究者たちは訴えています。

腸活も持続可能でないといけない

野生動物から家畜、家畜から人間へと感染する病気のことを「人獣共通感染症」といいます。今後、コロナがどうなるかわかりませんが、インフルエンザのように世界中で何度もパンデミックを起こしている感染症は、ほとんどが人畜共通感染症です。

そこで、地球を守るためには人間も動物も等しく健康でなければならないということで、「ワンヘルス」という考え方が今少しずつ広がっています。

動物には野生動物や家畜だけでなく、ペット（愛玩動物）も含まれます。人間とこれらの動物の健康と環境の健全性が、生態系の中で密接につながって、影響し合って1つのもの（ワンヘルス）になるという考え方です。

腸内フローラを健康的にするには、食べものがもっとも重要です。そして食べものので健康について考えるとき、今食べている食べものが地球の環境にとって持続可能かどうか。あるいは食べものを口に入れたとき、その食べものが地球の健康を損っていないかを考えることが重要です。つまり腸活もまた持続可能でなければならないということです。

とくに日本は食料自給率が低く、輸入に大部分を依存しています。日本で育てられている家畜の飼料もほとんどが輸入です。２０２２年、輸入している牛の飼料が高騰し、乳製品の価格が急上昇しましたが、輸入飼料に依存している限り、このようなことはいつでも起こりうるのです。

世界中で飼料の取り合いが行われていますが、もし牛や豚の飼料の輸入がストップしたら、日本は畜産を続けることができません。

10年や20年ではゼロにはならないと思いますが、現在のように牛をたくさん食べる食習慣はいずれなくなってしまうと私は思っています。

さらに2050年には地球の人口が100億人を突破するといわれています。現在、80億人を突破していますから、それよりも30%以上も増えるわけです。日本が今のまま食糧を輸入に依存していたら、孫の世代が大人になる頃には、深刻な食糧不足が起こるかもしれません。

日本の食糧不足は、近い未来に起こる可能性のある切迫した問題です。もはや今の日本の食糧事情は持続可能ではないのです。

自分が望む望まないに関わらず、今後は「持続可能性」がいろんな局面でキーワードとなる時代に私たちは生きています。

ということは、腸活も持続可能なものでなければなりません。腸内フローラに一番大きな影響を与えるのは食べものです。したがって腸活においても何を食べるかがますます重要になってくるのです。

培養肉も腸活にはよくない

家畜の飼育が持続可能ではないなら、工場で肉をつくればよい。という発想から研究が進んでいるのが「培養肉」です。動物の細胞を組織培養することによって生産される肉です。

しかし現段階では、膨大な生産コストがかかります。また人工的につくられた肉でも、赤肉が腸内フローラによくないことに変わりはありません。また自然の肉の食感や味に近づけるためには、脂肪を添加することも必要でしょう。

いずれにしても、腸活にとって赤肉は食べなくてもよい食べものです。そうした理由もあり、私は培養肉には期待していません。

肉に代わる動物性たんぱく源として、昆虫食も話題になっています。すでに実用化に向かっていて、徳島県の公立高校でコオロギパウダーやコオロギエキスを使った料理が給食になりました。

ところがこのニュースがきっかけで、昆虫食への批判が高まっています。現段階では、日本人は昆虫食への嫌悪感のほうが強いようです。

でも、もともと日本には昆虫食の文化がありました。若い人は経験がないかもしれませんが、60～70代の人なら、子どもの頃にイナゴの佃煮を食べた記憶があるかもしれません。

実用化のための研究はこれからになりますが、昆虫を食べても腸内フローラに悪影響を与えないのであれば、私は昆虫食に未来があると思っています。

赤肉よりも大豆を食べよう

培養肉や昆虫食とともに、持続可能なたんぱく源として注目されているものに、大豆ミートがあります。

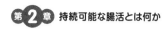

大豆ミートは大豆を加工して肉のような食感にしたもので、スーパーマーケットでも入手することができます。

実は私も大豆ミートを食べています。最初は知らなかったのですが、カレーに肉が入っていたので、そのことを妻に話したら、「お父さん、それお肉とちゃうよ」といわれてびっくりしました。その肉は大豆ミートだったのです。そのくらい食感は肉に近いものです。

大豆は昔から「畑の肉」と呼ばれ、良質のたんぱく質を含む植物性食品として活用されてきました。

豆腐や湯葉、油揚げ、がんもどき、納豆など、日本には大豆加工食品が豊富です し、昔から食べられてきました。がんもどきは、雁という鳥の肉に似せた「もどき料理」に使われて命名されたという説もあるくらいです（他の説もある）。大豆加工食品は、日本の伝統的な代用肉の1つなのです。

持続可能なたんぱく源の生産を考えるのであれば、私はもっと大豆の生産量を増やすべきだと考えています。

豆腐や納豆を日常的に食べる文化があるにも関わらず、原材料となる大豆の95％以上は輸入品です。

これは日本の農業政策の問題だけでなく、日本の気候が大豆の大量生産に向いていないことも理由の1つです。

日本の大豆の輸入先は、多い順にアメリカ、ブラジル、カナダとなっています（2019年調べ）。こうした乾燥した地域のほうが大豆の生産量は圧倒的に多いのです。

ただ日本の持続可能な農業を考えるのであれば、今後はもっと大豆の自給率を増やしていくべきだと思います。

70歳でも卵はもっと食べてよい

動物性たんぱく質でお勧めなのは卵です。卵は肉と違って低脂質なので、良質のたんぱく質だけを摂ることができます。

昔は卵を食べるとコレステロール値が上がるといわれ、食べる量が制限されていた時代がありましたが、現在は食品に含まれるコレステロールは血中コレステロールにさほど影響を与えないとされています。70歳ぐらいの人は、まだ卵のコレステロールを気にする人がいますが、それは過去の話です。
私は70歳くらいの人であれば、1日1個もしくは2個の卵を食べることをお勧めします。

卵は自給率100%といわれていますが、エサはほぼ輸入に頼っています。「物価の優等性」と呼ばれて何十年も値段が上がらなかった卵も、2022年からどんどん値上がりしています。

その理由はウクライナとロシアの戦争や急速な円安の影響などで、輸入している鶏のエサ代が高騰していることです。

といっても、日本の卵は今までが安すぎたのだと私は思っています。1個10円（10個パック100円）というのは、生産者のことを考えたら、まともな値段ではありません。物価の上昇のいかんを問わず、1個50円くらいが卵の適正な価格だと思っています。そうしないと、持続可能な産業として成立しないでしょう。

日本人は値上げされると、その商品を買わなくなる傾向がありますが、卵については卵生産者の持続可能性を助けるため、そして良質のたんぱく源であることも含めて、積極的に食べるべき食品です。

ただ輸入のエサが世界情勢に左右されないようにするためには、鶏のエサもできるだけ自給していくような政策が必要でしょう。

自給率100％の米を見直す

小麦の値段も上がっています。小麦は84％が輸入でまかなわれています（2018年調べ）。現代の日本人はパンが朝食という人も多いかと思いますが、パンも値上げが続くと、かなり家計に響くのではないでしょうか。

日本人の主食は米だといわれてきましたが、1人あたりの米の消費量は1962年をピークに減少傾向です。1967年度は118kgの米を消費していましたが、2020年度の消費量は半分以下の50・8kgまで減少しています。

消費量が減少すれば、つくっても売れないので生産量も少なくなります。でも米の自給率はほぼ100％。米は日本人の食糧安全保障の要ともいわれています。

実は米粉でもパンをつくれます。食感は小麦と若干違いますが、パンのように米粉を発酵させてパンにすることができるのです。

今後、小麦がさらに高騰したり、輸入量が減って入手困難になるかもしれません。そうなる前に、米粉パンの食文化をつくっておいたほうがよいのではないかと私は思っています。

腸活の観点からいうと、腸内細菌のエサになる食物繊維は米の胚芽やぬかの部分に多いので、玄米や胚芽米が勧められるのですが、白米にも食物繊維は含まれています。

しかも以前、白米は100g中0・5gぐらいしか食物繊維が含まれていないといわれていましたが、最近そのデータが補正されて、1g弱ほど含まれていることがわかりました。

ですから、白米といっても食物繊維は決してゼロではありません。それは米粉にしても同じです。

ホームベーカリーでも米粉に対応している製品があります。これなら自宅で焼きたての米粉パンをつくることができます。

日本で持続可能な食糧自給を目指すなら、米を中心に考えるべきですし、日本人はもっと米を利用してほしいと思います。

大豆だけでもたんぱく質は摂れる

持続可能な腸活について述べてきましたが、本当に肉を食べなくても、たんぱく質不足にならないのでしょうか。

前述のように、たんぱく質不足はサルコペニアや、さらに深刻なフレイルの要因といわれています。でも心配いりません。心強い実例があります。

第1章で述べた京丹後市の高齢者のたんぱく源は、おもに大豆加工食品と魚です。肉はほとんど食べていません。にもかかわらず、サルコペニアやフレイルにならないのですから、肉がなくてもたんぱく質は十分に摂れるのです。

また京丹後市の高齢者は卵も結構食べています。卵はあまり食べないほうがよいのではないかと思っている人は、安心して食べてください。卵にはたんぱく質だけでなく、さまざまな健康によい栄養素が含まれています。

でも持続可能性を考えれば、もっとも大事なのは植物性たんぱく質。その中心になるのは大豆です。豆腐や厚揚げ、きなこなどの大豆加工食品はもちろんですが、みそや納豆など発酵食品が豊富な点でもすぐれています。

発酵食品は腸活のためになくてはならない食品の１つ。毎日みそ汁を飲めば、たんぱく源になると同時に、発酵食品のメリットも得られます。

そうした大豆加工食品に加えて、前述のような大豆ミートも今後はもっと広く利用されるようになるでしょう。日本人の食生活は今後、そのような方向に進んでほしいと私は思っています。

京丹後市の高齢者には大腸がんが少ない

京丹後市の高齢者の腸内細菌を調べることになったのは、百寿者が全国平均の３

倍もいるといわれて興味を持ったことがきっかけでした。

しかも京丹後市の高齢者には、大腸がんが少ないのです。私は消化器内科の医師でもあるので、この情報も興味を引きました。

京丹後市は京都府の北にあります。一方、京都府の南には京都市があります。私たちが京都府のいろんなデータを比較したところ、京都府の北では大腸がんが少なく、南のほうが多いということがわかりました。

大腸がんは肥満や生活習慣、そして腸内フローラが関係しているので、京都府の北にある京丹後市が長寿研究によいのではないかと思ったわけです。

大腸がんが少ないだけではありません。前述のようにサルコペニアやフレイルの高齢者もほとんどいませんし、インフルエンザに感染した人もほとんどいません。高血圧の人も少ないですし、血管年齢を調べると驚くほど若い。みんなとても元気で健康なのです。

その理由を探っていくと、食べものだけではないことがわかりました。食べものは腸活にとって一番大事な要素であるといいましたが、腸内フローラを変えるには日常的な身体活動量を上げていくことも重要です。

京丹後市の高齢者の1日はとても規則正しく、夜は暗くなったら寝て朝は早く起きるという生活です。そして朝早く起きたら、そのまま畑仕事に向かったりします。別に運動しなくても、畑仕事が身体活動量を上げているわけです。睡眠時間もしっかりとっていますし、すべての生活のリズムが腸内フローラをよい方向に導いているのです。


なおかつ京丹後市の高齢者は自分のことは自分でする、人の世話にはならないというメンタリティを持っています。畑仕事に象徴されるように、彼らは自分の食べるものは自分でつくるものだと考えています。

一方で、つくった食べものが余ったら、地域の仲間におすそわけをしたり、困った人がいたら助けるというふうに、みんなで助け合ってコミュニティ（地域共同体）を維持するという考え方を持っています。

それらがすべて腸内フローラに関係しているわけではありませんが、長寿のためには参考になることばかりです。

生活が不便なほうが腸は健康になる？

私たちは多くの高齢者を目の前にすると、介護のシステムを整えなければならない、病気になったときのために病院を建てなければならない、といったことを考えてしまいます。

でも京丹後市には少し前まで総合病院はありませんでした。それでも別にこの地域の高齢者は困ってはいなかったのです。

現代人は高齢者に対して、彼らが望んでもいないのに、余計な世話を焼きすぎているような気がします。

総合病院だけでなく、京丹後市にはつい最近までコンビニエンスストア（以下、コンビニ）もありませんでした。

現代のわれわれから見ると非常に不便な生活を強いられているように感じますが、そういう環境だったからこそ、自分のことは自分でするという生活習慣が生まれたのだと思います。

実は私たちは京丹後市の高齢者だけでなく、その子どもたちの世代や孫の世代の腸内細菌も調べています。孫の世代になると、彼らのおじいさん、おばあさんとは食事もライフスタイルもだいぶ違ってきています。孫の世代はコンビニのお弁当やファストフードも食べていると思いますが、腸内フローラも高齢者とは異なっていています。

こうしてみると、日本人の腸内フローラはだんだん悪いほうに向いているのだろうと思います。

だからこそ、京丹後の高齢者から、再び日本人らしい健康的な腸内フローラを復活させる方法を学んでいきたいと思うのです。

第3章

京丹後市の高齢者から見つかった長寿菌

ビフィズス菌は大腸に、乳酸菌は小腸に棲んでいる

私がこれまでに著してきた一般向けの書籍では、わかりやすくするため、善玉菌や悪玉菌という言葉を使っているものもあります。

しかし第1章で述べたように、腸活をして健康的な腸内フローラにするためには、腸内細菌の多様性のほうが重要で、善玉菌と悪玉菌という分け方をすると、多様性が理解されにくくなるような気がします。

そこでこの本では、善玉菌、悪玉菌という呼び方をできるだけしないようにしていますのでご理解ください。

「善玉菌」と聞いて、読者の方々が思い浮かべるのはビフィズス菌と乳酸菌ではないでしょうか。確かにこの2つの菌は健康的な腸内フローラに多く見られる菌であるのは間違いありません。

そのためビフィズス菌と乳酸菌は仲間のような菌と思っているかもしれません

が、この2つの菌はまったく性質の異なる菌です。

まずビフィズス菌は、第1章で述べたように、ビフィドバクテリウム属の菌の総称です。

一方、乳酸菌は分類学上の呼び名ではなく、糖を発酵して乳酸をつくる細菌の総称です。乳酸菌にあてはまるのはラクトバチルス属やストレプトコッカス属などがあります。

さらにいうと、ビフィズス菌も乳酸をつくっているので、乳酸菌の一種といえるのです。

だったら、みんなまとめて乳酸菌でいいじゃないかと思うかもしれませんが、ビフィズス菌と乳酸菌には決定的な違いがあります。

それはビフィズス菌が大腸に棲む菌であるのに対し、乳酸菌は小腸に棲んでいるということです。

一般的に腸内細菌とか腸内フローラというときには、おもに大腸の腸内細菌のことを指していて、ビフィズス菌をはじめとする多くの腸内細菌は約9割が大腸に棲んでいます。そして残り1割の代表的な腸内細菌が乳酸菌です。

嫌気性菌と好気性菌

大腸と小腸では環境がまったく違います。もっとも重要な違いは、大腸が無酸素状態であるのに対し、小腸には微量の酸素が存在すること。そこで大腸に棲む菌を嫌気性菌、小腸に棲む菌を好気性菌といいます。

嫌気性菌が空気のあるところに移動したら死んでしまいます。だから嫌気性菌は大腸でしか生きていくことができません。

一方の好気性菌は酸素を好んでいるわけではなく、酸素があっても生きていける菌という意味です。嫌気性菌と好気性菌はお互い、酸素濃度の環境の違いによって棲み分けられています。

小腸は胃や十二指腸で消化された食べものを、さらに細かくして栄養素を吸収させる働きがあります。いわば生命活動にとって非常に大事な臓器なので、ここに棲んでいる菌もさまざまな働きをしていると考えられています。

その実体はまだよくわかっていませんが、免疫は小腸がコントロールしている可能性があります。その際、小腸にいる乳酸菌の役割が大きいのではないかともいわれているのです。


一方の大腸は排泄するのが仕事。簡単にいうとウンコをつくる臓器です。ここで活躍しているのがビフィズス菌で、酸素のない大腸の一番の優勢菌といわれています。ビフィズス菌は乳酸と酢酸をつくりますが、ビフィズス菌自身が大腸で何かをしているというより、乳酸や酢酸をつくることで他の菌のために働いていることが大きいのではないかと私は考えています。つまりビフィズス菌がいることによって、腸内細菌の多様性が生まれやすいというわけです。

ではヒトが生きていくためにビフィズス菌が絶対に必要かというと、そうではありません。ビフィズス菌を持っていない人もいます。

ビフィズス菌がまったくいない人たちはアフリカなどで発見されています。またビフィズス菌が多いといわれる日本人の中にも、極めて少ない人がいます。

私が善玉菌と悪玉菌という呼び方を避けるのは、これがないと生きていけないという菌は今のところ存在しないからです。ビフィズス菌がいなかったら、同じような働きをする別の菌が増えてきます。代わりの菌はいくらでもいるのです。

京都は植物由来乳酸菌の宝庫

私は京都の大学（京都府立医科大学大学院）で研究を続けていますが、千年の都と呼ばれるほど長い歴史を持つ京都は、腸内フローラの改善によいといわれる発酵食品の宝庫です。

発酵食品は微生物（細菌）の力を借りてつくられる食品です。京都の伏見は昔から酒造りが盛んで、今も酒蔵がたくさん並んでいますが、日本酒も発酵食品の一種です。

日本酒は蒸した酒米を麹菌の力ででんぷんに換え、でんぷんを酵母の力でアルコールに換えます。

麹菌も酵母もいろんな種類があって、それぞれに酒蔵で独自のものが使われているようです。もっとも、どの酒蔵でどんな菌を使っているかは企業秘密なので、私たちにも知ることはできません。

そして京都の代表的な発酵食品といえば漬け物でしょう。ナスなどを刻んだ赤紫蘇の葉で塩漬けにしたしば漬や、聖護院かぶらを薄く切って昆布と漬け込む千枚漬けなどが有名ですが、もう1つ京都を代表する漬け物に、すぐきの葉を乳酸発酵させたすぐき漬けがあります。とても酸味の強い漬け物ですが、みなさんは食べたことがあるでしょうか。

このすぐき漬けから発見されたラブレ菌が、健康飲料などに用いられるなどして一時期話題になりました。

ラブレ菌を発見したのは京都府立医科大学名誉教授の岸田綱太郎博士です。岸田先生が1993年にラブレ菌を発見した当時、先生は京都府立医科大学微生物教室の教授でした。私の大先輩です。

私は医師として岸田先生の主治医であったこともあり、岸田先生が亡くなられてから、ラブレ菌の研究を引き継いでいた時期があります。ヒト臨床試験を行って機能性表示の獲得に関わったこともあります。その後、ラブレ菌の特許が切れて、誰でも自由に研究できるようになってから、ブームは落ち着きましたが、私にとってラブレ菌は思い入れのある微生物なのです。

ラブレ菌は乳酸菌の一種ですが、ヨーグルトに含まれる乳酸菌とはかなり異なる性質を持っています。

ヨーグルトの原材料は牛乳です。このような牛乳からつくられた乳酸菌のことを動物由来乳酸菌といいます。

これに対して、すぐきは植物です。このような植物からつくられた乳酸菌は、植物由来乳酸菌といいます。

植物由来乳酸菌は、動物由来乳酸菌に比べると、あまり研究されてこなかったのですが、ラブレ菌の研究では肝炎ウイルスの増殖を抑えるなど、動物由来乳酸菌にはないユニークな機能性があることがわかりました。

牛乳があると動物由来乳酸菌は、わりあい簡単に生きていけます。一方、漬け物をつくるプロセスは、菌にとっては過酷な環境です。そんな過酷な環境で生き残ってきたからこそ、植物由来乳酸菌は独特な機能性を持っているのではないかと私は思っています。

過酷な環境を生き延びるためには、いろんな遺伝子を残していると考えられます。その遺伝子をうまく利用して生き残ってきたのが、植物由来乳酸菌なのではないかと考えています。

発酵食品が腸活によいのはなぜ?

発酵食品は腸活によいといわれる代表的な食品の1つです。ではどうして発酵食品は腸によいのでしょうか。

発酵という過程で、微生物は元の材料にはない成分をつくったり、増やしたりします。発酵食品が独特のうまみや味をもたらすのも、発酵によって新たにつくり出された成分によるものです。

さらにこれらの成分の中には、直接腸内環境に働きかけたり、腸内細菌のエサになるものもあり、それが腸内細菌の多様性をもたらして腸内フローラを変えると考えられています。

よく発酵食品を加熱すると、微生物が死んでしまうという人がいます。例えば、みそには生きた麹菌が含まれていますが、みそ汁にすると麹菌は死んでしまいます。でも腸活にとって、菌が生きている必要はありません。

誤解されやすいのですが、口から入った微生物が腸の中で増えるわけではありません。生きて腸までとどく乳酸菌、といった広告を見ますが、仮に乳酸菌が死なずに腸までとどいたとしても、その乳酸菌が腸内に定着するわけではありません。腸活に効果をもたらすのは、菌そのものよりも、菌がつくり出した成分なのです。

日本は発酵食品が豊富で、長い時間をかけて発酵文化が形成されてきましたが、発酵食品の副作用というのは聞いたことがありません。これほど副作用のない食品は珍しいと思います。体に悪さをしないことがわかっているからこそ、多様な発酵食品文化が育まれてきたのではないでしょうか。

日本人の腸は世界的に見ると、ビフィズス菌が多いのが特徴です。発酵食品、とくに麹由来の発酵食品の中にビフィズス菌を刺激する物質があるという研究もあります。

こうしたことから、麹由来の発酵食品や漬け物などの植物由来発酵食品は、日本人の遺伝子にもっともマッチした食べものではないかと私は思っています。

昔から食べられてきたものは安全

発酵食品は世界中にありますが、日本でも人気があるのがお隣の国、韓国のキムチです。もっとも有名なのは白菜キムチで、塩漬けにした白菜をトウガラシやニンニク、アミの塩辛などで発酵させます。日本にもたくさん輸入されていますし、日本国内でもつくられています。

韓国人にとってキムチはとても重要な発酵食品です。いわば韓国人の遺伝子にマッチした食品です。

では日本人にキムチが合っているのかどうかというと、そうした研究はまだ本格的に行われていません。現時点では、合う人がいる一方、合わない人がいるかもしれないと言うしかありません。

繰り返しになりますが、特定の地域で昔から食べられてきた食品は、安全性が高いというメリットがあります。毒性のある食品は食の歴史の中で淘汰されてきました。食の歴史というのは、体に悪い食べものを排除してきた歴史でもあるのです。

ですから、海外の発酵食品が日本人の腸に合っているかどうかは、これからの研究で明らかになってくるでしょう。

日本の発酵食品は世界的に見ても種類が豊富です。また発酵の研究も進んでいます。例えば塩を使わないで発酵させたしょう油風味の調味料があります。これは塩分制限をされている人などに役立つ発酵技術です。今後も日本の発酵文化の伝統を引き継いだ、いろんな発酵食品が生まれてくると思います。

乳製品は摂らないほうがよい？

では牛乳からつくられるヨーグルトなどの発酵食品は、日本人の腸に合っているのでしょうか。

日本では飛鳥時代に、公家の間で牛乳が飲まれていたと伝えられていますが、庶民が飲むようになったのは明治の初め頃からだといわれています。それから150年くらいたっているので、日本人の腸にも適応していると思うかもしれませんが、実はまだ牛乳は日本人に合った食品ではないのです。

牛乳には乳糖という成分が含まれています。ところが日本人は乳糖を分解する遺伝子を持っていません。このため、牛乳を飲むと下痢をするなど、乳糖不耐の症状が現れます。

しかし誰もが牛乳を飲んで下痢をするわけではありません。乳糖は大腸のビフィズス菌のエサになるからです。

乳糖はビフィズス菌によって分解され、乳酸や酢酸などの無害な代謝物となって吸収されます。

逆にいうと、乳糖を分解する遺伝子を持っていないことが、日本人にビフィズス菌が多い理由の1つともいえます。

歴史的に、日本人は乳製品に弱いのです。「弱い」という表現は適切ではないかもしれません。牛乳を飲むと、便がやわらかくなって、便秘が改善することもあるので、必ずしもネガティブな面だけではないからです。

ヨーグルトは牛乳を発酵させてつくられます。ヨーグルトなどに含まれるビフィズス菌が乳糖を分解することによって便通がよくなるなら、ヒトにとっては体によいことをしていることになります。

ちなみに、ビフィズス菌だけではヨーグルトをつくることはできません。ブルガリア菌とサーモフィラス菌でつくるものをヨーグルトと呼びます。これはヨーグルトの世界的な定義になっています。

ビフィズス菌入りのヨーグルトというのは、後でビフィズス菌を混ぜただけで、発酵の過程でビフィズス菌ができるわけではありません。

私たちは、サーモフィラス菌が線虫の寿命を延ばすことを明らかにした研究論文を発表しています。線虫は体長1㎜くらいの小さな実験用生物で、寿命が1カ月くらいなので、寿命を延ばす研究によく用いられます。今後、マウスなどの実験も行っていく必要がありますが、ヨーグルトをつくる菌に寿命を延ばす可能性が示唆されたことになります。

言葉の定義はともかく、ヨーグルトの栄養素に注目すると、カルシウムがとても豊富です。日本人はカルシウムが不足しているといわれています。厚労省が推奨する摂取量に足りていない栄養素はカルシウムと食物繊維だけです。

ですからカルシウム不足を補うためにヨーグルトや牛乳を摂るのはよいことだと思います。

ただ私は第2章で、食糧の持続可能性を考えるなら、牛の生産を減らしていくべきだといいました。乳牛も温室効果ガスを出しますから、長い目で見ると乳製品に代わるものを見つけていく必要があると思います。

最近は豆乳からつくられる植物由来ヨーグルトが話題になっています。これも前述の定義でいえばヨーグルトではありませんが、今後はこうした植物由来のヨーグルトに移行していくのではないでしょうか。

口腔内細菌と腸内細菌

私の専門ではありませんが、腸内細菌に対して、口腔内細菌というものもあります。口の中にも細菌が棲みついていますが、体によい働きをする菌がいる一方、悪い働きをする菌がいます。後者の代表は、歯周組織を破壊する歯周病菌と呼ばれる細菌群です。

これに対して、口腔内細菌には酸を出して殺菌するなど、体によい働きをする菌もたくさんいます。よく知られているのがロイテリ菌で、口腔内の環境をよくするといわれています。最近、ロイテリ菌を配合したヨーグルトが販売されていますが、これは海外から輸入したロイテリ菌を配合しています。

先に好気性菌と嫌気性菌の話をしましたが、口腔内細菌は好気性菌、つまり酸素があっても生きられる菌です。ですから口腔内細菌が酸素のない大腸に存在することはありません。

ところが口腔内細菌が大腸の中で見つかることがあるのです。これは腸内細菌の力が弱くなって、大腸のバリア機能が低下しているからではないかと、私たちは考えています。腸内フローラが悪くなった結果、本来は生きていけない口腔内細菌が腸管のバリア機能をすり抜けて、しかも死なずに生きているのです。

こんなことが起きているのは、薬の影響だと思っています。例えば逆流性食道炎の症状を抑えるために胃酸の分泌を抑える薬を飲み続けると、本来は胃酸で死んでしまう口腔内細菌が大腸まで降りていきます。

その菌の影響で、大腸では異常発酵が起こり、腸内フローラが悪化して、結果的に大腸に口腔内細菌が見つかったのではないかと私は考えています。

口腔内細菌は口腔ケアで改善できます。要するに毎日の歯みがきが大事です。口腔内細菌は小さいときの環境によって決まる要素が強いので、とくに子どもを産む予定の女性は妊娠する前から口腔内をきれいにしておく必要があります。

また70代の人も、口腔ケアをすることで、口腔内細菌が大腸にとどくことを防ぐことができます。

慢性腎臓病でフレイルになる

第2章で、百寿者が多い京丹後市にはサルコペニアやフレイルの高齢者がほとんどいないといいました。サルコペニアは加齢とともに筋肉が少なくなる現象。そしてフレイルは筋肉の減少がさらに進んで虚弱になった状態です。一般に高齢になると誰でも虚弱になると思われがちですが、決してそうではないことを京丹後市の高齢者は教えてくれます。

フレイルと腸内フローラの関係を調べた論文があります。CKD（慢性腎臓病）は、腎臓が少しずつ悪くなっていく病気ですが、筋肉がやせ衰える症状が出てくることがあります。

左ページのグラフは、慢性腎臓病患者の腸内細菌を調べたもので、ロゼブリア菌とシトロバクター菌とフレイルの関係を示しています。Fがフレイルで、左に行くほどフレイルが進行しています。

慢性腎臓病患者のフレイルと腸内細菌叢

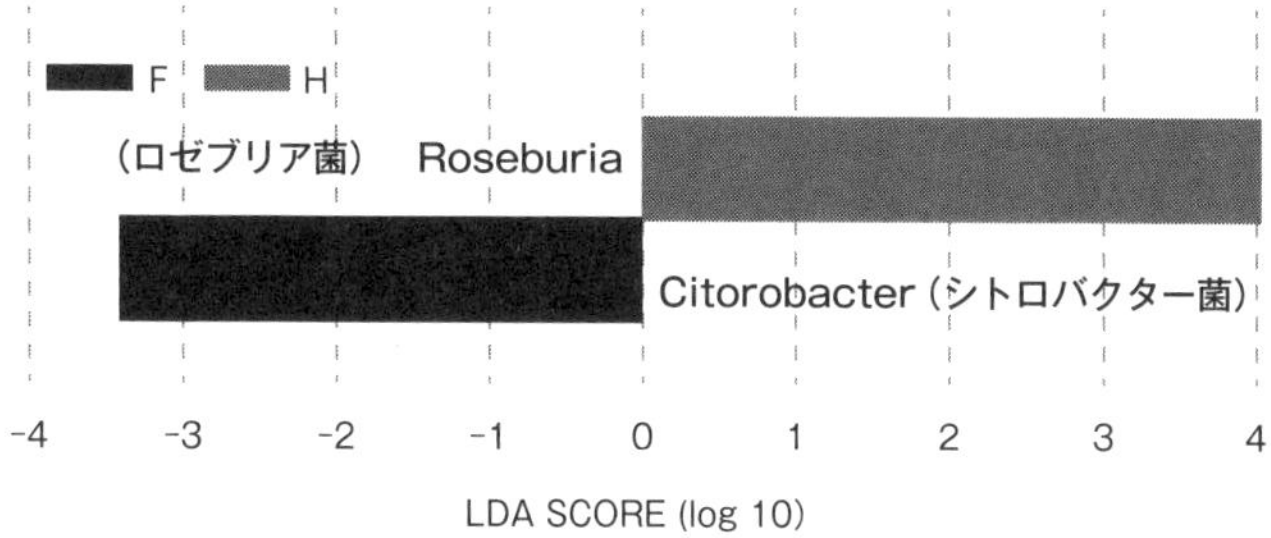

＊Logarithmic linear discriminant analysis(LDA)scoreより

CKD（慢性腎臓病）患者の腸内のRoseburia（ロゼブリア菌）とCitorobacter（シトロバクター菌）がフレイル(F)におよぼす影響を調べた。シトロバクター菌が多いほどフレイルになりやすい

見てわかるように、大腸菌の一種であるシトロバクター菌が多いとフレイルが進行するのに対し、酪酸菌の一種であるロゼブリア菌が多いほうはフレイルにはなっていません。

もう1つ、加齢によって筋肉が減少するのは、グレリンが関係しているとされています。

グレリンは胃から分泌されるホルモンで、食欲を高めたり、脂肪を蓄積させることに影響しているとされています。

マウスの実験で、グレリンを分泌する遺伝子をノックアウトすると、マウスの筋肉は萎縮していきます。

次にこのマウスの腸内細菌を調べると、ロゼブリア菌とクロストリジウム14B菌が減っていることがわかりました。

前述のようにロゼブリア菌もクロストリジウム14B菌も酪酸菌の一種です。

酪酸菌は酪酸という成分を生産する菌の総称です。体内で酪酸が減ると、筋肉に炎症が起こり、その結果、筋肉が萎縮していきます。

このような、酪酸菌と筋肉の萎縮の関係を明らかにしたデータは、マウスの実験の他、ヒトの実験でも発表されています。

そこでグレリンのノックアウトマウスに酪酸を投与して、年をとったときの筋肉の萎縮を抑制できるかどうかを調べる実験を行いました。

すると酪酸を投与したマウスは、筋肉の萎縮が抑制できることがわかりました。

このようなマウスのデータとヒトのデータを合わせて考えると、酪酸菌がつくる酪酸は、高齢による筋肉の萎縮を防ぐ方向に働いている可能性が明らかになってきたといえます。

老化予防とミトコンドリア

グレリンをノックアウトしたマウスの筋肉の萎縮が抑制されているのであれば、腸内細菌は遺伝子レベルに作用していることになります。

さらに詳しくいうと、酪酸が遺伝子に変化を起こし、ミトコンドリアを制御することによって、筋肉をつくる働きを助けていることになります。

ミトコンドリアは細胞の中にあるエネルギーをつくり出す小さな器官です。老化予防や若返りを実現するにはミトコンドリアを活性化させることが重要であるといわれ、最近話題になっている若返りの成分であるNMN（ニコチンアミドモノヌクレオチド）も、加齢によって減少するといわれるミトコンドリアに働くことがわかっています。

食事をちゃんと摂っているのに、筋肉がつかないことがあります。高齢者だけではありません。成長期の子どもでもそんなことが起こっています。

世界の貧困の地域に暮らすやせ細った子どもたちを救おうと、ユニセフ（国連児童基金）などが子どもたちに食事を与えるための活動をしています。ところが栄養を与えても成長できない子どもがたくさんいることがわかってきました。

そういった子どもたちは、筋肉がつかないだけでなく、神経にも異常が見られます。この原因については世界中で研究されているのですが、それが最近、ようやく解明されました。

動物実験から始まって、いろんな研究を行ったところ、ここにも腸内細菌が関係しているのではないかということがわかってきたのです。

酪酸が関わっているらしいのですが、それ以外にアミノ酸も必要であることがわかりました。

アミノ酸はたんぱく質を構成する成分で、このうち筋肉（骨格筋）の材料になるアミノ酸を分岐鎖アミノ酸といいます。つまり分岐鎖アミノ酸が体内に吸収されなければ筋肉はつかないのです。これに対し、成長できない子どもには血液中の分岐鎖アミノ酸が少ないことがわかりました。

子どもたちを救うには、酪酸と分岐鎖アミノ酸が鍵になることまではわかりました。おそらく腸内で酪酸菌が増えて酪酸がたくさんつくられると、分岐鎖アミノ酸も増えるのではないかと考えられています。しかし、この2つがどのような関係にあるのかはまだ詳しくわかっていません。

筋肉の萎縮も腸内細菌に原因がある?

筋肉をつくるには、その材料となる分岐鎖アミノ酸が必要です。アミノ酸はたんぱく質が分解されることによって体内に吸収されるので、たんぱく質を摂る必要があります。

筋肉隆々のアスリートは、肉をたっぷり食べているイメージがありますが、いくら肉を食べても筋肉がつかない人もいます。

筋肉は、体の中の筋肉をつくる反応と、筋肉を分解する反応のバランスによって維持されています。筋肉をつくる反応よりも、分解する反応のほうが大きければ、肉を食べても筋肉はつかないことになります。

つまり筋肉がつかない人に対しては、筋肉を分解する反応を抑えることが重要になってきます。前述のＣＫＤ（慢性腎臓病）で筋肉が減少するのは、筋肉を分解する反応が大きくなっているからです。

ではなぜ腎臓が悪くなると筋肉を分解する反応が大きくなるのかというと、それは慢性炎症が起こっているからです。

慢性炎症とは、炎症が弱い状態で持続していること。症状が軽く検査しないと見つけられないのですが、放置すると病気の原因になることもあります。

この慢性炎症は全身で起こる可能性がありますが、腸でも起こります。腸管の微少な炎症は腸管のバリア機能を低下させて、全身の炎症の元になっていることがよくあるのです。

腸の慢性炎症は腸内フローラが関わっているので、腸内フローラを変えれば、慢性炎症を改善できる可能性があります。とくに腸管のバリア機能を維持するには、酪酸と酪酸菌（酪酸を生産する菌）が重要ではないかと私は考えています。

フレイルの予防のために高齢者に肉を勧める論調がありますが、第２章で述べたように、私はこれには反対です。

それは持続可能性などの問題もありますが、肉を食べても腸管のバリア機能が改善されないと考えられるからです。

さらに肉（赤肉）の食べすぎは大腸がんのリスクを高めるので、少なくとも70歳を過ぎたら、たんぱく質は赤肉以外から摂ったほうがよいと考えています。

腸内細菌がコロナの重症化を防いだ

第1章で、京丹後市の高齢者はインフルエンザに感染しにくいことを述べました。高齢者がインフルエンザに罹患すると、死亡リスクも高いため、感染症にかかりにくいのは、京丹後市の高齢者の寿命を押し上げている理由の1つでしょう。

感染症にかかりやすいのか、かかりにくいのかも腸内細菌が関わっています。コロナのパンデミック（世界的大流行）が起こってから、世界中でコロナの研究が行われていますが、腸内細菌との関わりで行われた研究もたくさんあります。とくに中国や香港ではコロナと腸内細菌の研究が進んでいます。
一例をあげると、コロナが重症化する人と、コロナの後遺症が続く人の腸には、酪酸菌が少ないというデータがあります。酪酸菌はこれまで何度も出てきましたが、ここにも大きく関わっているのです。

2020年にコロナの入院患者を調べたデータでは、フィーカリバクテリウム・プラウスニッツィ菌やロゼブリア菌などが少なくなっていることがわかりました。どちらも酪酸菌の仲間ですが、入院するほど重症の人に、これらの菌が少ないことがわかりました。

さらに同様の研究を、その1年後の2021年にも行っていますが、フィーカリバクテリウム・プラウスニッツィ菌が少ないコロナ重症者では、サイトカインが増えることがわかりました。

サイトカインは免疫に関わる体内物質の1つで、増えすぎると免疫が過剰になって、免疫が正常に働かなくなります。
そしてサイトカインの嵐（サイトカイン・ストーム）という状態になると、コロナの感染者では肺炎などの重症化を引き起こします。

酪酸菌の一種であるフィーカリバクテリウム・プラウスニッツィ菌が減ると、サイトカイン・ストームのリスクが高くなることをこの研究は示しています。

酪酸菌だけではありません。コロナが重症化する人には、ビフィズス菌も減ってくることがわかりました。

これは何を示唆しているのかというと、腸内細菌がコロナウイルスによる炎症を制御しているということです。制御しているのは、酪酸菌やビフィズス菌で、それらが極端に少なくなると、サイトカイン・ストームが起こるのを止められなくなるのです。

またコロナの重症例では酪酸とイソロイシン（分岐鎖アミノ酸の1つ）の低下が持続して、回復が遅くなることも明らかになっています。データを見ると、コロナが重症になればなるほど、酪酸が減少していくのです。また重症者で回復が遅い人も酪酸が少ないことがわかりました。このデータを見ると、酪酸、そして酪酸をつくる酪酸菌が重要であることがわかります。

これまでの研究では、感染症に対する免疫に関しては、ビフィズス菌が重要であるといわれていましたが、それと同じくらい酪酸菌が大事だということがわかってきたわけです。

「第3の善玉菌」は長寿菌でもあった

これまで酪酸菌の重要な役割について述べてきました。実は酪酸菌は健康な腸内フローラにとって重要な菌で、「第3の善玉菌」とか「長寿菌」とも呼ばれています。第3の善玉菌は、乳酸菌、ビフィズス菌に続く善玉菌という意味でしょう。長寿菌と呼ばれるのは京丹後市の高齢者に多く見られる菌だからです。

前述したように、酪酸菌は「酪酸という成分を生産する菌」です。そして酪酸菌がつくる酪酸が腸管のバリア機能を改善したり、その他、体にいろんなよい働きをしています。

世界的に見ると、前述のフィーカリバクテリウム・プラウスニッツィ菌がもっとも酪酸をつくる能力が高いといわれています。ただ日本人では、すべての人がフィーカリバクテリウム・プラウスニッツィ菌を持っているわけではありません。

でもフィーカリバクテリウム・プラウスニッツィ菌にこだわる必要はありません。酪酸をつくることが大事なので、他の酪酸菌でもよいのです。

日本人の腸内にはロゼブリア菌やコプロコッカス菌など数種類の酪酸菌がいることがわかっています。そのため日本人は酪酸をつくる能力が高いのではないかと考えられています。

酪酸菌がつくる酪酸は、短鎖脂肪酸の一種です。脂肪酸は脂質を構成する成分の1つで、炭素が鎖のようにつながった構造をしています。このつながった炭素の数から、短鎖脂肪酸、中鎖脂肪酸、長鎖脂肪酸の3つに分類されます。

なかでも健康によいと近年注目されているのが短鎖脂肪酸です。さらに短鎖脂肪酸の中に、酪酸や酢酸、プロピオン酸などが含まれます。

腸内環境でいうと、短鎖脂肪酸は腸内を弱酸性にして有害な菌の増殖を抑えたり、免疫反応を制御する働きがあります。

一方、酪酸は有害物質をつくり出す腸内細菌の繁殖を抑えて、乳酸菌やビフィズス菌などの、いわゆる善玉菌と呼ばれる菌が棲みやすい腸内環境にします。

重要なことは、酪酸は酪酸菌にしかつくれないということ。ビフィズス菌は乳酸菌や酢酸をつくりますが、酪酸をつくれる腸内細菌は酪酸菌だけなのです。

酪酸菌を摂っても腸内で定着しない

乳酸菌やビフィズス菌と違って、酪酸菌を増やすには、今のところ酪酸菌のエサを摂るしか方法がありません。

実は酪酸菌を含む整腸剤が存在します。宮入菌という酪酸菌の一種を用いた整腸剤です。宮入菌は腸までとどいて酪酸をつくることが明らかにされています。

宮入菌は50年ほど前に日本人の腸内細菌から分離された菌なので、その頃の日本人の腸には宮入菌がいたと考えられています。しかもかなりの人が持っていたという記事もあります。

でも私たちが今、いろんな日本人の腸内細菌を調べているのに、宮入菌はまったく見つかりません。おそらく、いつのまにか宮入菌は日本人の腸から消えてしまったようです。

宮入菌が腸で酪酸をつくることは事実です。しかし宮入菌のメーカーがデータを発表していますが、宮入菌が腸内で増えることはないようです。もちろん整腸剤としての効果を期待するなら利用されるとよいと思います。

食べものの中にも、腐った豆腐などに酪酸菌が存在するという論文もあるにはあるのですが、そんな食べものを毎日食べるのは現実的ではありません。酪酸菌を腸内で増やしたいと思うなら、酪酸菌のエサになる食物繊維などを摂取する以外、今のところ方法はないのです。

同じように乳酸菌やビフィズス菌も、食べものから摂ったものが定着することはありません。商品の中には生きて腸にとどくとうたわれているものもありますが、とどいた菌が腸内環境を一時的に変えることはあっても、その菌は定着しません。

そもそも菌が生きて腸までとどくことにはあまり意味がありません。ヨーグルトなどに含まれる乳酸菌やビフィズス菌は、胃酸などで死んでしまうこともあるのですが、それでも腸内フローラを変える効果があります。

それは、これらの菌がつくり出した成分が腸内環境を変えるからです。繰り返しになりますが、大事なのは菌そのものではなく、菌がつくり出したさまざまな成分なのです。

食べものだけで腸内フローラは改善しない

腸内細菌はヒトが食べたものをエサにしていますから、腸内フローラを変えるには食べものがもっとも重要です。

しかし食べものだけでは腸内フローラは改善しません。食べもの以外でやはり大切なのは運動です。

1日30〜60分程度の息が上がるようなやや強度の高い運動を週3回、これを6週間続けて行うと、肥満であるかやせているかに関係なく酪酸菌が増えるという報告があります。

なお、この効果は普通の体重や、やせている人でより顕著だったとされています。しかし運動をやめると、酪酸菌が減ることも示されています。

京丹後市の高齢者は、特別な運動はしていません。でも日常生活における活動量が都市生活者に比べるとはるかに多いのです。

彼らは朝早く起きて、畑に行ったり、海に行ったりして働いています。そうした生活が身体活動を高めています。別にジムに行かなくても、十分運動ができているわけです。

また運動をしても、たんぱく質を摂らないと筋肉は増えません。これはみなさんご存じですね。京丹後市の高齢者のおもなたんぱく源は魚や大豆加工食品で、肉はほとんど食べません。

これが京丹後市の高齢者の腸内フローラの改善にも役立っています。赤肉に含まれる動物性脂肪は腸内フローラを悪化させるので、それが入ってこないことに加えて、運動（日常生活の活動）もしっかりしているので、いっそう腸内フローラがよくなるのです。

規則正しい生活は大事な腸活の1つ

京丹後市の高齢者は、朝早く起きて、夜は早く寝ます。このような規則正しい生活も腸内細菌を改善します。

約1日の周期を持つヒトの体内時計のリズムのことを概日リズムといいます。なぜ「概日」なのかというと、地球の24時間の周期と体内時計の周期には、約1時間ほどのズレ（ヒトの体内時計は約25時間）があるからです。

この概日リズムがあるため、ヒトは太陽が昇ると目が覚め、日中は活動的になり、夜になると眠くなります。

体内時計は脳にあるといわれていますが、腸にも体内時計が存在します。脳が中枢性の体内時計といわれるのに対し、腸は末梢性の体内時計と呼ばれています。

そして、腸の体内時計と脳の体内時計はシンクロナイズ（同調）しています。その理由はまだ十分解明されていませんが、腸に体内時計があり、それが脳の体内時計とシンクロナイズしていることは事実です。

さらに腸の体内時計は、腸内細菌の体内時計ともシンクロナイズしています。それを明らかにした研究があります。

パイロットや客室乗務員など、国際線の飛行機の乗務員は時差ボケを起こしやすいことが知られていますが、この人たちの腸内細菌を調べると、腸内細菌の体内時計も狂っていることがわかりました。

三交代で働いている看護師さんには、体調を崩す人が多いといわれますが、同じようなことが起きている可能性があります。

といっても、夜勤の仕事は必要なので、腸内細菌のほうから体内時計の狂いを修正していくような研究が今後は必要になってくると考えています。

睡眠の質が腸内フローラを左右する

現代の都市生活者は、概日リズムからかけ離れた生活をしています。また遅くまで起きているため、睡眠時間が不足している人も多いようです。

睡眠は翌日の仕事のパフォーマンスや、メンタルのコントロールに一番大きな影響を与えているので、夜中に起きていたり、極端に睡眠時間が短いと、仕事の能率も下がるし、心の健康にもよくありません。効率よく仕事をしたいと思ったら、もっと睡眠を大事にするべきです。

ただ十分な睡眠時間をとっていても、「睡眠の質」が悪いという人がいます。同じ7時間寝たとしても、朝すっきり目覚める人がいる一方、眠くて頭がボーッとしている人もいます。また70歳ぐらいの人では、床についても眠れなかったり、夜中に目が覚めたり、起きる予定の時間よりも早く目が覚める人もいます。これらは睡眠の質が悪い状態です。

睡眠の質には、メラトニンというホルモンが関わっています。メラトニンは「睡眠ホルモン」とも呼ばれていますが、このホルモンが体内に増えてくることで、ヒトは眠くなります。

メラトニンは、セロトニンというホルモンからつくられます。日中に適切な量のセロトニンが分泌されると、夜にメラトニンがつくられやすくなります。

さらにセロトニンはアミノ酸の一種であるトリプトファンからつくられます。このトリプトファン→セロトニン→メラトニンというサイクルが大事です。

ちなみにトリプトファンが豊富な食品の1つにバナナがあります。しかしバナナを食べればセロトニンが増えて、メラトニンも増えて、睡眠の質がよくなるという単純な話ではありません。

第1章で腸のセロトニンの話をしましたが、バナナのトリプトファンから腸のセロトニンがつくられても、脳には入りません。ですから、いくらバナナを食べても、それだけで睡眠の質がよくなるわけではありません。

セロトニンを増やす方法

では脳のセロトニンを増やすにはどうしたらよいのでしょうか。それには脳のセロトニンを合成する遺伝子のスイッチをオンにする必要があります。そのために必要なのが、朝起きたときに太陽の光を浴びることです。

概日リズムのところで、体内時計は地球の時計よりも約1時間長いといいました。

つまりヒトの体内時計に従って生活していると、生活の時間がどんどんズレていくことになります。そのため体内時計は毎日リセットしなければなりません。

この体内時計のリセットが、太陽の光を浴びることです。京丹後市の高齢者は、それを毎朝、無意識のうちに行っています。

でも都会に住む人はなかなかそれができないので、朝起きたら窓を開けて太陽の光を浴びることが大事です。

太陽の光を浴びることによって、脳のセロトニンを合成する遺伝子がオンになります。

つまり朝の太陽の光を浴びることによって、脳のセロトニンが増えてくることになるのです。

京丹後市の高齢者は、朝起きたら、そのまま外に出て畑仕事をしたりしますから、その間にセロトニンが増え、夜になるとメラトニンに変わります。つまり質のよい睡眠がとれるというわけです。

睡眠の質を改善するという機能性表示がある乳酸菌飲料があります。そのメカニズムは、ストレスを改善することによって、睡眠の質をよくするというもののようです。

ストレスがあると腸内環境が悪化するというのは、九州大学大学院の須藤信行先生（九州大学病院心療内科教授）たちが研究しています。ストレスによって腸内フローラが変化したり、逆に腸内フローラによってストレスが調整されることがだいぶ明らかにされてきました。

ストレスがあると、眠れなくなったり、食欲がなくなったり、便秘や下痢を起こしやすくなることもわかっています。ですから、腸内フローラを改善すれば、体のいろんなところで効果が出てきます。

私は消化器内科で外来患者を診ていますが、患者さんたちの腸内細菌も調べていて、そこからもいろんなことがわかってきています。その1つに、病気と睡眠の質と腸内細菌の関係があります。

今後は、さまざまな病気が原因で睡眠の質が悪くなることや、そのときの腸内フローラの状態などが解明されてくると思います。

もう1つ、潰瘍性大腸炎などの炎症性腸疾患と睡眠の質に関するデータがあるのですが、こうした病気の患者さんは睡眠の質が悪化している印象があります。

第1章で述べた腸内フローラのエントロタイプのDタイプも、炎症性腸疾患が多いことがわかっています。またDタイプにはうつの人も多いので、ストレスや睡眠の質とも関係している可能性があります。

第4章

腸が変わると寿命が延びる

腸内フローラとはどういうことか?

第1章で述べたように、この本では腸内細菌叢のことを腸内フローラと呼んでいます。これについてもう少し詳しく説明しましょう。

腸内細菌叢の「叢」というのは「くさむら」のことです。これは医学用語で、腸内細菌研究の学術書では「腸内細菌叢」と書かれています。

これに対して、腸内フローラの「フローラ」は「お花畑」という意味です。腸の中を顕微鏡で拡大してみると、花が群れて咲いているように見えるので、こう呼ばれています。

別に腸内細菌叢のままでもよいと思うのですが、一般の人は腸内細菌というと、あまりきれいなイメージを持っていないようなので、きれいな感じのするフローラ(お花畑)を使うようになったのではないかと思います。

最近の腸内細菌に関する一般書籍もほとんどが腸内フローラと表記されているので、本書でも腸内フローラを使うことにしています。

大事なことは、腸内細菌は仲間同士が群れるように棲み分けているということ。それが腸内フローラです。そこには善玉菌や悪玉菌といったレベルではなく、もっと多様な菌が棲んでいます。

腸内フローラの研究が進んだのは、第1章で述べたように、ゲノム解析ができるようになったことが理由の1つです。

ゲノム解析というのは、生き物の遺伝子情報を解析すること。遺伝子情報がコンピュータで自動的に解読できる技術が誕生してから、まず行われたのがヒトゲノム解析です。それによって、ヒトの病気の予防や診断、治療などに役立つ情報が得られるようになりました。

ヒトゲノム解析が一段落して、次にどんな生き物を調べようかというときに始まったのが、腸内細菌のゲノム解析。今から20年ほど前のことです。そこで「属」よりも大きなグループである「門」についてだいぶ解析できました。

例えば、ファーミキューテス門（肥満の人の腸内に多いといわれる）やバクテロイデス門（肥満を防ぐ働きがあるといわれる）、プロテオバクテリア門（高齢者の腸内に多いといわれる)、アクチノバクテリア門(抗生物質などを産生する)などについてわかってきました。当時、日本人の腸内フローラはこの4つの門に分類されるといわれていました。

そこからさらに遺伝子を深く読み込む技術が進んで、現在はショットガンメタゲノム、あるいはロングリードメタゲノムと呼ばれますが、非常に深いレベルで腸内細菌の遺伝子を読み込む研究が始まっています。

ここまで研究が進むと、今までの腸内フローラのデータが本当に正しいのかどうかわからなくなるほど、複雑で難しくなってきたのです。

食べるものも多様でないといけない

膨大な種類の菌がいることがわかったので、もはや「善玉菌vs悪玉菌」のレベルではありません。善玉菌を増やせば腸内フローラが健康になると簡単にいえなくなってしまったのです。

そこで、健康的な腸内フローラをつくるために何を目指すべきなのかというと、私は「多様性」という言葉が一番適切ではないかと思っています。すなわち、より多様性のある腸内フローラにすることが、21世紀の健康の目的になるのではないかと思うのです。

そのためには食べるものも多様でなければなりません。腸内細菌はヒトが食べたものをエサにしていますから、食べるものも多様でなければ、多様な腸内フローラにはなりません。もちろん、赤肉のようにあまり食べてほしくないものもありますが、基本は多様な食品を摂るということになります。

腸活を意識している人にありがちなのは、特定の食品が腸内フローラによいと聞くと、そればかり食べることです。

例えば、あるヨーグルトが体によいからといって、それだけを食べても腸内フローラの多様性は実現できません。

前にも述べましたが、ビフィズス菌入りのヨーグルトを食べても、そのビフィズス菌はその人の腸の中では増えません。

効果があるのはその菌ではなく、菌がつくった成分です。そうした成分が、例えば腸内を弱酸性にして殺菌力を高めたり、もともと棲んでいる腸内細菌（常在菌）を増やす作用があるということです。

腸活のためにヨーグルトを食べるのも間違いではありませんが、それ以上に普段の食生活のほうが大事です。

もともと日本人は、歴史的に多様な食材を上手に調理したり、発酵させて保存食などに活用してきました。野菜も種類が豊富ですし、日本全国にいろんな漬け物（発酵食品）があります。

ところが、現代は食の多様性が失われ、同じものばかり食べる人が増えてきているようです。

マスコミが報道する健康情報にもその責任の一端があるように思いますが、この食品を摂ると健康になるからと、そればかり食べるようになっているような気がします。

以前、テレビでバナナが健康によいと報じた直後、スーパーの棚からバナナが消えるといったことがありました。納豆でもそんなことがありました。それで何日かはバナナだけ、納豆だけで生活する人がいます。しかしそんな食べ方では腸内フローラを多様にすることはできません。

がん予防にも多様な菌が関わっている

腸内フローラが改善すると、がんが予防できるといわれています。日本人は一生の間に2人に1人ががんを経験する時代ですから、がん予防の情報は朗報でしょう。しかし話はそれほど単純ではありません。

がんの発症に関わる因子はいろいろありますし、がんの種類によっても異なります。例えば胃がんの最大の因子はピロリ菌（胃に棲みつく細菌）なので、除菌すれば、胃がんになる確率がかなり下がります。

ところが大腸がんの場合、胃のピロリ菌のように、1種類の細菌が関与しているわけではありません。

例えば、フソバクテリウム・ヌクレアタムという菌株が大腸がんに関与しているという報告があります。確かに、大腸がんが発生しているあたりに、この菌株が存在するのですが、それが本当に発がんを誘導する腸内細菌なのかどうかまではわかっていません。

私たちは、大腸がんを含めた多くのがんは「慢性炎症」によって起こるのではないかと考えています。慢性炎症は第3章で出てきました。症状が出るほどではない小さな炎症が持続して、老化や大きな病気を引き起こすというものです。

慢性炎症を制御する腸内環境の1つの特徴が、酪酸菌などの多様な菌がいることです。ですから私たちは腸内細菌が多様になると、慢性炎症を抑えてくれるのではないかと考えています。

多様性があると、よい菌が増える

腸内細菌の多様性がどんな病気に影響しているのかを追跡調査したのが、第1章で少し触れたフィンランドの研究です。

フィンランドの成人7211人（平均年齢49・5歳、55・1％が女性）の腸内細菌を採取して、15年間追跡調査したものです。

15年の間には7211人の被検者のうち、721人が亡くなっていますが、こうした調査を行うことによって、どんな腸内フローラの人が長生きなのかがわかるわけです。

結論をいうと、腸内フローラの多様性（腸内細菌叢多様性）と死亡率には正の相関関係があることがわかりました。つまり腸内細菌が多様であるほど、長生きであることがわかってきたのです。

ではとくに影響を与えている菌は何かというと、エンテロバクテリアケアエ（※腸内細菌科）の細菌が多いと、15年以内の死亡率に影響を与えていることがわかりました。

腸内細菌科の細菌には、大腸菌をはじめ、いわゆる悪玉菌が多く含まれています。わかりやすくいえば、腸内細菌科の菌は悪い菌の代表のようなイメージです。

では15年以内に死亡した人の死因は何かというと、がん、胃腸の病気、呼吸器の

※科は門と属の間の分類

病気がワースト3です。

つまり、腸内細菌科の細菌が増えないようにすれば、がんなどの病気が予防できるということになります。そしてこれらの細菌が増えないようにするには、多様な菌がいたほうがよいということも、この研究では示唆されています。

つまり菌が多様になると、結果的に悪い菌が減り、よい菌が増えてくるというわけです。

ちなみに、腸内細菌科の細菌は、もっと大きな分類でいうとプロテオバクテリア門の菌です。前述したように、プロテオバクテリア門は、高齢者に多いといわれる腸内細菌のグループです。逆にいえば、このグループの細菌が減るような多様性を持った腸内フローラにすれば寿命が延びると考えられるわけです。

京丹後市と京都市の腸内フローラ比較

事実、京丹後市の高齢者にはプロテオバクテリア門の細菌が少ないのです。そのことを明らかにしたのが、次ページのグラフです。

京丹後 vs 京都市内：腸内フローラ比較(門)

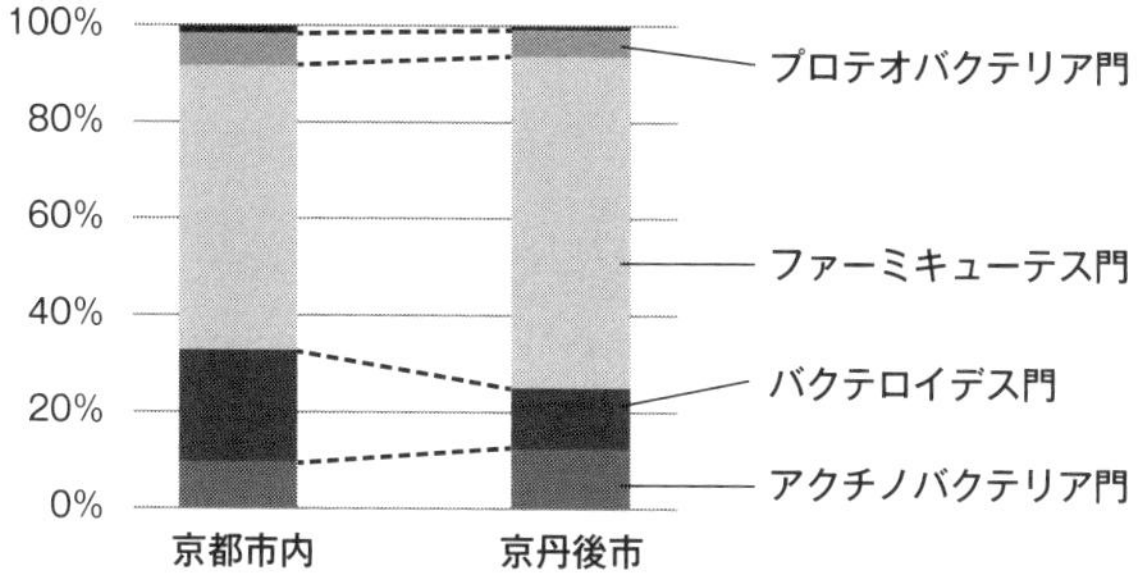

＊Naito Y et al. J Clin Biochem Nutr 2019 65:125-131より

京丹後市では、京都市内と比較して、プロテオバクテリア門とバクテロイデス門が減少し、ファーミキューテス門とアクチノバクテリア門が増加している

グラフは京丹後市と京都市に住む人の腸内フローラを比較したものです。上からプロテオバクテリア門、ファーミキューテス門、バクテロイデス門、アクチノバクテリア門となっています。前述したように、日本人の腸に見られる腸内フローラのグループ（門）です。

グラフを見ると、京丹後市の人たちにはファーミキューテス門が多いことがわかります。このグループには酪酸菌が多いので、私たちはこれが京丹後市の長寿の原因ではないかと考えていました。酪酸菌が多ければ、酪酸がたくさんつくられ、慢性炎症を制御する可能性があるからです。

一方、よい菌が多いだけでなく、悪い菌を減らすことも大事なのではないかということも、このグラフは示しています。具体的にいうと、今述べた悪い菌の代表であるプロテオバクテリア門は京丹後市のほうが少なくなっています。

プロテオバクテリア門の菌は、赤肉を食べると増えてくるので、この菌が少ないことが、がん予防などにもつながっていると考えられます。

血管をしなやかにするビフィズス菌

日本人の死亡原因でもっとも多いのはがん（悪性新生物）、次に多いのは心疾患です。代表的な心疾患は心筋梗塞で、心臓とつながっている太い血管（冠動脈）が詰まることによって発症します。

心筋梗塞が発症する背景には、動脈硬化が大きく関わっています。動脈硬化が起こると血管のしなやかさが失われて詰まりやすくなります。心疾患だけでなく脳卒中（脳血管疾患）の原因にもなります。

動脈硬化については、70歳前後の読者であれば、当然知っていることだと思います。そのためこの世代は、「血管のしなやかさ」のような言葉にグッとくるようです。

では動脈硬化の血管をしなやかにすることは可能なのでしょうか。

実はここにも腸内細菌が関係していて、腸内フローラを変えることによって、血管をしなやかにできることがわかってきました。

すでに商品化されていて、「しなやか血管サポート」という機能性を表示したヨーグルトが販売されています（協同乳業）。

このヨーグルトに含まれているビフィズス菌LKM512（およびアルギニン）は、腸内でポリアミンの産生を誘導して、血管のしなやかさなどの血管内皮機能を改善することが明らかになっています。

なぜ腸内でポリアミンがたくさんつくられると、動脈硬化が改善されて血管がしなやかになるのでしょうか。それにはまず、ポリアミンから説明しなければなりません。

ポリアミンは、プトレッシン、スペルミジン、スペルミンなどの総称で、オートファージーを起こす物質として知られています。

オートファージーという言葉は、みなさんも聞いたことがあるかもしれません。2016年にノーベル生理学・医学賞を受賞した大隅良典先生（東京工業大学科学技術創成研究員特任教授・栄誉教授ほか）の研究がオートファージーだったからです。

簡単にいうと、オートファージーとは細胞が自らを食べて分解しアミノ酸をつくる機能のこと。細胞内のリサイクルシステムともいわれています。

オートファージー機能がうまく働かなくなると、さまざまな病気を起こすことがわかっています。実は動脈硬化もその1つです。

スペルミジンで免疫細胞が若返る

ポリアミンを含んでいる納豆が一時話題になったことがありました。納豆のポリアミンが血圧を下げるなどといわれていたからです。他にも、きのこ類などポリアミンを含む食品があるのですが、食事から摂ったポリアミンは一過性の効果しかありません。

そこで注目されたのが腸内細菌です。ポリアミンをつくる腸内細菌を増やすことで、ヒトの体内でポリアミンがつくられるようになります。

動物実験では、ポリアミンを増やす腸内細菌をマウスに投与すると、マウスの寿命が延びることがわかり、研究者の間で話題になりました。

そこで次はヒト臨床試験ということになるわけですが、寿命を延ばす研究は、もともと寿命が短いマウスなら可能ですが、ヒトでは事実上できません。そこで注目されたのが血管をやわらかくする働きでした。

このヒト臨床試験は「血管内皮機能を指標にしたヒト二重盲検比較試験」と題された論文になっていますが、被検者はやや肥満ぎみ（BMI25程度）の健常成人で、12週間にわたって前述のビフィズス菌とアルギニンを含むヨーグルトを食べてもらいました。

血管のしなやかさを調べるには、腕を締め付けてからパッと締め付けを解くと血管が開く「反応性充血指数」を用います。血管がしなやかになるほど、この指数は高くなります。

ヨーグルトを食べていない人たちと比較すると、食べた人たちの反応性充血指数は明らかに高くなっていました。

次にその理由を調べるため、被検者の便中と血液中のポリアミンの濃度を測ります。するといずれもポリアミン（スペルミジン）の濃度が高いことがわかりました。これで機能性が証明されたわけです。

そしてついに「ビフィズス菌ＬＫＭ５１２とアルギニンが加齢とともに低下する血管のしなやかさ維持に役立つ」という機能性が受理されることになりました。


ちなみにスペルミジンには抗がん作用もあることが、最新の研究からわかっています。

２０１８年、京都大学特別教授の本庶佑先生が、免疫チェックポイント阻害薬（商品名、オプジーボ）の開発でノーベル医学・生理学賞を受賞しました。オプジーボは画期的な抗がん剤ですが、がんを攻撃するＴ細胞（免疫細胞の一種）が元気でないと効果がありません。

そこで本庶先生は、スペルミジンをT細胞に投与する研究を行いました。するとT細胞の若返りが認められ、その若返ったT細胞のおかげで、免疫チェックポイント阻害薬を投与したときの抗腫瘍効果が回復したのです。

本庶先生のこの研究は、世界的に権威のある科学論文誌『サイエンス』に発表されています。

薬を飲めば飲むほど腸内細菌の多様性が失われる

第1章で、東京医科大学の永田尚義先生たちの研究を紹介しました。病院に来ている日本人の腸内フローラが何によって影響を受けているかを解析した研究ですが、もっとも影響を与えているのが薬でした。

日本人のポリファーマシー（多剤併用）が問題になっていますが、薬の数が増えるにしたがって、ストレプトコッカスのような健康な人に少ない菌が増えていることがわかりました。これらの菌は、多様性を損なう菌であると考えられます。

この研究の被検者は4200人ですが、薬を飲んでいない人が500人に対して、10種類以上の薬を飲んでいる人は603人もいました。

左ページのグラフにあるように、腸内フローラにもっとも影響を与える薬は、消化器疾患薬、それに糖尿病薬、抗生物質、抗血栓薬、循環器疾患薬と続いています。いずれも一般的に病院で処方されている薬です。

そして服用する薬が増えてくると、腸内細菌の多様性が低下して、体に悪さをするような菌が増えています。

処方薬は安易に減らしてはいけませんが、もしかしたら不要な薬があるのかもしれません。例えば多くの人が飲んでいる血圧の薬は、何十年も飲んでいる人がいますが、70歳を過ぎたら、もう少し弱い薬でよいのかもしれません。

どうすれば薬を減らせる？

第1章で述べたように、多剤併用は厚労省も問題視していますが、現場の医者は何か新たな症状が見つかると、その症状に応じた薬を処方するようなところがあり

腸内細菌叢に影響を与える種々の薬剤

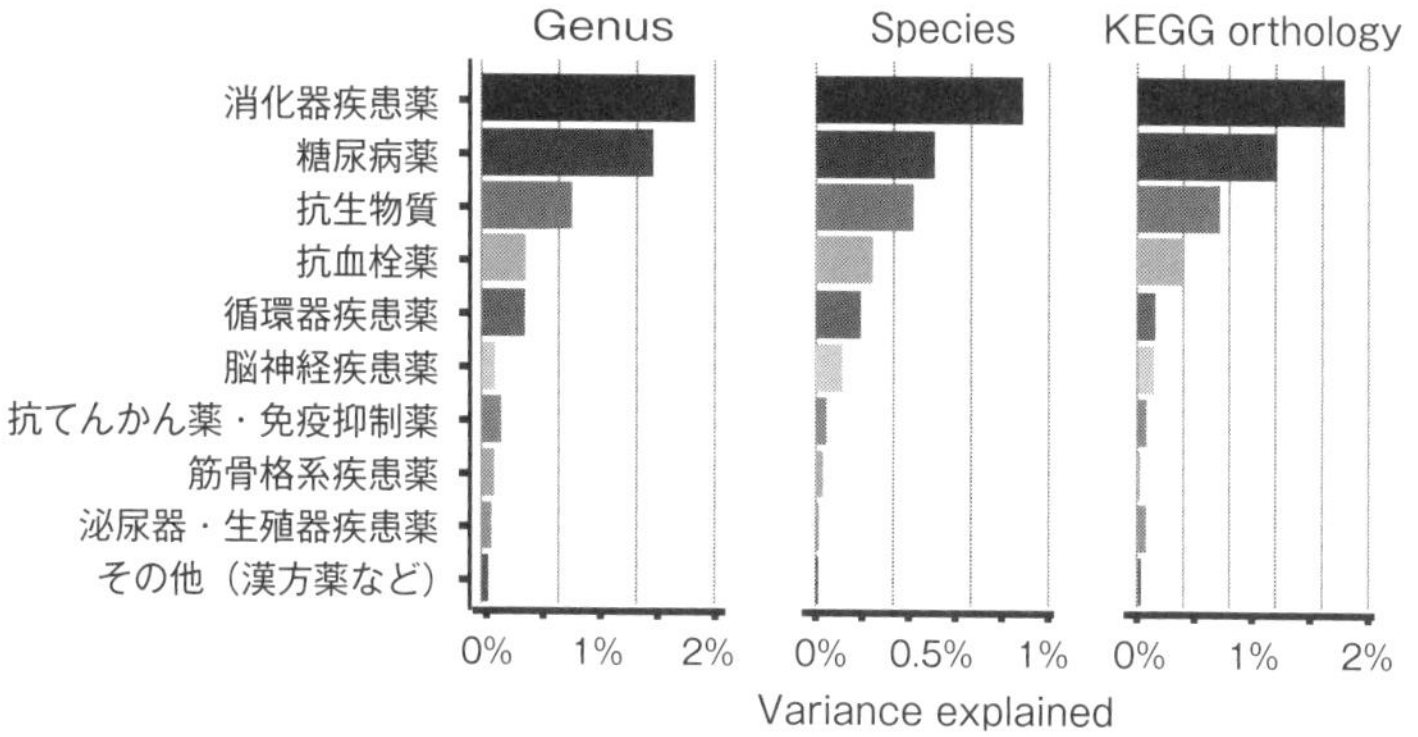

＊出典:東京医科大学、2022年

Genus(属)、Species(種)、KEGG orthology(遺伝子機能)で、種類別の薬が腸内フローラに与える影響を調べた。

ます。

このような現状では、患者が薬を減らしてほしいといっても、多くの医者は難しいと答えるしかないでしょう。

本当は医者も、半年くらい服用してもらった時点で、今後も飲み続けるべきか、見直しをする必要があるのですが、それも現実にはなかなかできていません。

今や3カ月処方が一般的になってい て、受診しないで薬だけもらいに来るケースも多くなっていますから、見直しの機会が少ないのかもしれません。

また薬をやめるにしても、薬を飲まなくても血圧なり血糖値がコントロールできるように、肥満を改善するなど、6カ月～1年くらいの期間をかけて、やめるべきかどうかを考えることも大事です。

大事なことは、薬はやめられるという認識を持つべきだということ。患者がそういう意識を持っていれば、主治医にも相談しやすいのではないでしょうか。

例えば高血圧の薬は体重を3kg減らして、塩分を制限すれば不要になる人がたくさん出てきます。その上で、どういうタイムスケジュールでやめていけばよいのか、医者に相談するのがよいと思います。

薬が多いほど腸内フローラが悪化するという事実があるので、悩ましいのですが、患者と医者が協力しながら、薬を減らしていくのがよいのではないでしょうか。

ストレスで腸内フローラが悪化してしまう

ストレスも腸内フローラを悪化させる大きな要因の1つです。しかしストレスは個人差が大きく、同じようなストレスがかかっていても、誰もが同じような反応をすることはほとんどありません。

私たちの専門の中に、機能性の胃腸障害というものがあります。これは検査では明らかな病気が見られないのに、胃腸の症状が出る病気です。胸焼けや過敏性腸症候群など、器質的には悪いところがないのに、機能的におなかの調子が悪い患者さんがたくさんいます。その原因の1つにストレスがあるといわれています。

コロナ禍でストレスと胃腸障害の関係がどう変化したかを健常人も含めて調査した研究があります。

例えば、会社に行くことがストレスだと感じているグループは、リモートワークになると症状が改善しています。でも中には、自宅にずっといることで便秘や下痢の症状が悪化した人たちもいます。

健常者は意外に変化がありませんでした。ふだん胃腸の症状がない健常者は、ストレスに強い人といわれているからでしょう。

それに対し、もともと便秘や下痢を起こしやすい人や、過敏性腸症候群などの病気を持っている人は、ストレスで悪化します。

阪神大震災（1995年）のとき、ストレス性の胃潰瘍で吐血した健常者は、ほとんどいませんでした。

ではどういう人が吐血したのかというと、そのほとんどはピロリ菌の感染者でした。つまりピロリ菌を持っている人がストレスを受けると胃潰瘍を起こしやすいというわけです。

逆にピロリ菌のいない人は、震災のような大きなストレスを受けても、吐血しないことがわかっています。

近所づきあいでストレスを緩和

ストレスと腸に関しては、第3章でも紹介した九州大学大学院の須藤信行先生が第一人者です。須藤先生たちの研究では、ストレスがかかるとコルチゾールというストレスホルモンの値が高くなることが明らかにされました。

さらに須藤先生たちは、コルチゾールのレベルが腸内細菌に影響しているとも示唆しています。例えばビフィズス菌を摂ると唾液中のコルチゾールの濃度が下がることがわかっています。

コルチゾールは唾液にも分泌されるので、唾液を調べればその人がどれだけストレスを受けているかわかります。そしてビフィズス菌を摂って唾液のコルチゾール濃度が下がったということは、ストレスが軽減されたことを意味します。

ストレスを解決するための特効薬はありません。とくに今は物価が急上昇していて、生活がどんどん苦しくなっていますから、ストレスに弱い人を救うことは簡単ではないように思えます。

むしろ1人で悩みを抱えてしまわないで、みんなでどう生活を立て直していけばよいか、情報交換をしながら、コミュニケーションをとることが重要でしょう。実は、これも京丹後市の高齢者の生き方にヒントがあります。

京丹後の人たちは、コミュニティで孤立していません。まわりの人といつもコミュニケーションがあるというのは、ストレスに対する免疫力にも大きく影響していると私は考えています。

また京丹後市の高齢者は、人に頼らずに生きていこうというメンタリティを持っていますが、それがストレスへの耐性を強くしていると思います。

しかも彼らは、人には頼りたくないといいながら、人のお世話はしたいと思っています。自分がしっかりしていて、困っている人の世話をするのが好きなのです。

もっとも、社会というのはそうやって形成されていくものだと思います。そうしたコミュニティの中で、食べものの交換も行われていますし、余ったものはみんなで食べてもらおうとします。

それらは、人工的な添加物のない健康的な食材ばかりですから、回り回って地域全体の人々の腸内フローラの改善に役立っているのです。

70代の健康のカギは筋肉・骨・脳

現代のメディアでは、さまざまな健康情報があふれていますが、私は70歳前後の人が心がけるべきは、筋肉と骨、そして脳の健康の3つだけだと思っています。

高齢になるといろんな病気のリスクが高くなりますが、病気というのは基本的に医者にまかせるべきものです。でも筋肉と骨と脳だけは自分で何とかすることができます。

筋肉が弱ればフレイル（虚弱）になるリスクが高まります。骨が弱れば骨折して寝たきりになるリスクが高まります。脳をあまり使わない生活をしていると、認知機能が低下して認知症になるリスクが高まります。

この3つのリスクを避けるために大事なことが食べものと運動、そしてメンタル（心の持ち方）です。筋肉と骨はわかると思います。ではメンタルはどういうことでしょう。

滋賀県は幸福度ランキング（2022年、大東建託が調査）で第2位（1位は奈良県）。一方、滋賀県の平均寿命は男性が第1位（82・73歳）、女性（88・26歳）も2位となっています（2021年）。こうしたデータを見ても、幸福度と長寿には関連性があると考えられます。逆に「どうせ自分は長生きできない」といった悲観的なメンタルでは早死にしてしまうのではないでしょうか。それだけ心の持ち方というのは寿命に影響するものだと思います。

筋肉に関しては、70歳を過ぎてから無理なダイエットをすると、筋肉がやせ細ってしまう危険性があります。筋肉の維持のためには運動（日中の活動）がとても重要ですが、十分な食事を摂る必要もあります。何しろ筋肉の材料はアミノ酸（たんぱく質）ですから、食事が大事です。

骨も同じです。骨も運動しないと丈夫になりません。それとともに、カルシウムやビタミンDなど骨のための栄養が必要です。骨も運動と食べものが大事だということです。

脳、すなわち認知機能を衰えさせないためにも運動が大事です。さらに人づきあいをするとか、メンタルに刺激を与えることが重要です。

そしてこの3つに関わっているのが腸内フローラです。どんな食事をするか、どのくらい運動をしているか、どれくらいメンタルに刺激があるかで、腸内細菌が変わってくるからです。

筋肉・骨・脳と腸内フローラとの関係

第3章で述べたように、筋肉に関しては、新しい筋肉をつくるシステムと同時に、古い筋肉を破壊するシステムが働いています。破壊されるシステムがつくるシステムを上回ると、筋肉の萎縮が起こるわけです。

筋肉と同様、骨も新しい骨がつくられるシステムと、骨を壊すシステムが同時に働いています。骨をつくるシステムを、壊すシステムが上回ると骨が脆《もろ》くなり、骨粗しょう症のリスクが高まります。

筋肉の衰えや骨が脆くなるのは共通点があります。それは腸内細菌のシグナルによって慢性炎症が制御できなくなることです。筋肉の萎縮や骨粗しょう症は、この制御できない慢性炎症が一番大きな原因といわれています。

血液中のたんぱく質の量がわかるアルブミンという指標があります。私たちも外来で必ずチェックしていますが、アルブミンの数値（正常値は4・0g／dℓ以上）が低下してくると、なかなか増えません。食事をちゃんと摂っているのにアルブミンが増えないのは、たんぱく質が不足しているか、あるいは慢性炎症が起こっている可能性があります。

第1章で脳腸相関のことをお話ししました。脳と腸にはいろんな相関があります。

私たちも研究を進めていますが、国内のデータでも海外のデータでも、便秘の人は脳の神経疾患の発症率がとても高いことがわかっています。

便秘の人のデータを10年後、20年後と追いかけていくと、アルツハイマー病はもちろん、パーキンソン病も多くなります。ですから腸内フローラを改善すると、5年後、10年後の認知症やパーキンソン病の予防にも役立つのです。

生きる目的が長生きでは本末転倒

私たちが5年間、京丹後市の高齢者の腸内フローラを調べてきてわかったことは、彼らの食事や運動の生活習慣から学ぶことはもちろんですが、やはりメンタルが重要だということです。

70歳ぐらいになると、長生きが人生の目的になってしまう人がいますが、京丹後市の高齢者は誰一人として「長生きするために」と思って生きてはいません。

そして前述のように「人の世話にはなりたくない」と思って生きています。人の世話にならないために、食事は自給自足を意識しています。

もちろん買うものもありますが、畑で野菜をつくったり、海に行って海藻を採ってきたりしています。それが結果的によい運動にもなっています。日常生活における活動量がとても多いのです。

彼らも、いざというときには病院が必要になるかもしれません。でも病院の世話になってまで長生きしたいとは思っていません。

だから私たちがやることは彼らを見守ることだけです。高齢者を集めて、運動をさせたり、これを食べなさいということはしません。なぜなら、彼らのコミュニティを壊したくないからです。

日本の長寿地域と短命の地域を調査すると、数十年前まではきれいに分かれていました。それはかつてのコミュニティはよい意味で閉鎖的だったからです。公共交通が発達していなかった頃は、コミュニティ同士の交流も少ないですし、人の出入りもそんなにありません。

そういったコミュニティで生活していると、その地域でみんなが生きていくための工夫をしないといけません。

京丹後市もそうですが、珍しい郷土料理や発酵食品などを工夫してつくり、伝えてきた地域というのは、もともと米があまりとれなかった地域に多いのです。

昭和の頃、山梨県の棡原《ゆずりはら》村（現・上野原市棡原地区）は、日本有数の長寿村として知られていました。この地域は水田がつくれないため、そばや麦、いも類が主食だったと伝えられています。

また家や畑が急斜面にあるため、日常的な活動量が大きかったことが長寿の理由ともいわれていました。

そんな長寿村は全国にたくさんありましたが、現在のようにマイカーでどこにでも行ける時代になり、スーパーやコンビニがあちこちにできると、伝統的な食文化は失われていきます。

かつての長寿村に共通する生活習慣

『新版　日本の長寿村・短命村』（1991年、サンロード出版）という本があり ...

ます。著者はすでに亡くなられましたが、東北大学名誉教授の近藤正二先生です。近藤先生は日本中のほとんどの地域を歩いて調査して、どんなものを食べていたのかを調べています。

なかでも私が興味深かったのが、長野県の新潟寄りの地域です。そこは長寿地域の1つですが、大豆の一大産地でした。

その地域で生産される大豆が欲しいので、新潟の人たちが海産物を持ってきて、大豆と交換していたようです。大豆は植物由来の高たんぱく質食品ですし、海なし地域でありながらワカメなどの海産物も摂ることができました。それがこの地域の長寿の理由だというのです。

この本によると、東北は昔から短命の地域が多かったようです。今も短命な青森県（男女とも最下位、2020年）は、塩分摂取量が多く、2020年のデータでも10・5g摂っています。

高血圧に関与している乳酸菌などを研究している人たちがいて、それによると、塩分摂取量が過剰になると、塩分を好む腸内細菌が増え、それが血圧に悪影響をおよぼしているのではないかといわれています。

減塩しても血圧が下がらない人は、腸内フローラに原因がある可能性も示唆されています。

腸内フローラを悪化させる食べものに、動物性たんぱく質・脂質と砂糖がありますが、塩分もよくないのです。

厚労省が推奨する日本人の1日の塩分摂取量は、男性7・5g未満、女性6・5g未満となっています。

また欧米では6g未満を推奨している国もありますし、WHO（世界保健機関）はすべての成人の減塩目標を5gとしています。塩分を摂りすぎている人は、減らす工夫をしてみましょう。

第5章

寿命を延ばす70歳からの腸活・実践法

腸内フローラは2週間あれば変えられる

食事や生活習慣を改善すると、2週間くらいで健康的な腸内フローラに変わるといわれていますが、これには根拠があります。

詳しくは後述しますが、腸内フローラを改善するために一番大事な食べものは食物繊維です。

私たちが行ったヒト臨床試験で、被検者に食物繊維を摂らせて調べたところ、だいたい2週間ぐらいで大きく変化しています。

もっと詳しくいうと、腸内フローラは毎日少しずつ変化しているという論文もあります。その研究によると、前日に食べた食物繊維の量によって腸内フローラが変わってくるようです。

腸内フローラの改善には高脂肪の食品を避けたほうがよいといわれていますが、高脂肪の食品を摂らせるヒト臨床試験も行われています。

その場合も、2週間ほどで変わってきます。健康な腸内フローラから、そうでない腸内フローラに変わるのも2週間くらいです。

2週間で変わった腸内フローラは、2カ月で安定するといわれていますが、これも根拠があります。前述のような研究を継続して見ていくと、2カ月くらいで変化の動きがなくなってしまうからです。

ですから腸内フローラを変えたいと思ったら、その生活習慣を2カ月は継続する必要があります。ただし残念ながら、2カ月がんばっても、それまでの食事をやめて元に戻すと、あっという間に腸内フローラは元に戻ります。2カ月たったら、あとは好きなものを食べてもよいというわけではありません。

せっかくよくなった腸内フローラを2年、3年と安定させていくには、やはり継続することがもっとも重要です。

ただ2週間で腸内フローラが変わるのであれば、本当に変わっているかどうか確認したいのが人情でしょう。

おなかの調子がよいかどうかは、便通で判断することが多いと思います。実は便通で腸内フローラの改善を調べた研究があるのですが、なかなか難しいのです。

先述しましたが、脳と腸はリンクしています（脳腸相関）。ですからストレスがあると、腸内細菌のエサをたくさん食べても、便通が改善しない人もいます。

しかし逆にいうと、腸内フローラはさまざまな心身の変化に関わっています。例えば食生活を変えたらよく眠れるようになったとか、急にやる気が出て仕事のパフォーマンスが上がったなど、今までの生活と違った変化が起こったら、腸内フローラが健康的になっている可能性があります。

いずれにしても、心身の調子がよいと感じているなら、本章で述べる腸活法を継続してほしいと思います。

プラントベースフードを摂ろう

最近、若い人の間ではプラントベースフードというのが流行っています。これは植物性の食材からなる食品全般を指す言葉です。

ベジタリアン（菜食主義者）やヴィーガン（動物由来の食品を一切食べない完全菜食主義者）とは違い、植物性食品を取り入れるライフスタイルのことをいいます。肉を食べてはいけないという意味ではありません。

しかし第2章で述べたように、持続可能な未来のためには肉を減らしてプラントベースフードに移行していくことが人類の喫緊の課題となっています。もはや好き嫌いのレベルではないのです。

また腸内フローラのことを考えるならば、赤肉は控えたほうがよい食品です。腸内フローラを悪化させないためには、1日100g以下に抑える必要があります。

京丹後市の高齢者が食べているのも、基本的にはプラントベースフードで、それに魚介類が加わります。

彼らは自分たちが食べているプラントベースフードを、そのまま食べるだけでなく、漬け物などの発酵食品にして、飽きさせない工夫をしてきました。発酵させると味の変化だけでなく、保存性も高まります。持続可能な健康食のモデルがここにあったのです。

プラントベースフードには、肉の代わりになる大豆ミートなどの代替肉も含まれます。

これらの食品が注目されている背景は、持続可能な社会にシフトすると肉の生産が減少し、たんぱく質の供給源が少なくなるからです。

おいしくて食感も肉みたいな大豆ミート

最近の大豆ミートは食感も肉に近づいていますし、味もよくなっています。第2章で述べましたが、私も食べていますし、家族にいわれるまで本当の肉だと思って食べていました。

ひき肉のように粒々になったタイプもあるので、ハンバーグや麻婆豆腐などをつくることもできます。

プラントベースフードでたんぱく質を摂るとすると、やはり大豆がもっともすぐれています。

大豆のたんぱく質は、必須アミノ酸（体内で合成できないため食事から摂らないといけないアミノ酸）をすべて含んでいます。たんぱく質の栄養評価では、卵や牛乳と同じくらいです。

豆腐や納豆などの大豆加工食品は昔から食べられていますし、みそ汁のみそも大豆発酵食品です。それに大豆ミートがあれば、十分たんぱく質を摂ることが可能だと思います。

お米の代わりになる大豆ライスというものもあります。１００gあたりのたんぱく質が48・８gも含まれています。半分がたんぱく質ですから、これを主食のごはんの代わりにすれば、十分たんぱく質が摂れます。

また大豆ライスには、食物繊維も１００gあたり13・４g含まれています。持続可能な腸活におすすめの食材です。

ごはんのように炊くタイプと、電子レンジで解凍して食べるタイプがあって、私は後者を試したことがありますが、サラサラのお米みたいな食感でおいしく食べられました。

どの食べものからたんぱく質を摂ればいいか?

もちろん、食べるもののすべてをプラントベースフードにしましょうといっているわけではありません。

鶏肉（白肉）や卵もたんぱく源としてすぐれています。これらは赤肉のように腸内フローラにさほど悪さをしません。

ただ鶏肉は部位によっては脂が多いので、ささみやむね肉がお勧めです。むね肉の皮は油が多いので、外しましょう。皮を捨てるのがもったいないなら、ゆでて浮いてきた油だけを捨て、鶏皮ポン酢にして食べるとよいでしょう。

赤肉は1日100g以下といいましたが、食べてよいといわれると、ついつい限度を超えて食べてしまうものです。1日100g以下を守るのは当然ですが、週2回までと決めるのもよいと思います。

動物性の食品で、忘れてはならないのが魚介類です。京丹後市の高齢者は、肉をほとんど食べませんが、海が近いこともあって、魚はよく食べています。

京丹後市の高齢者アンケート調査によると、90歳代以下の好きな食べものベスト3は、1位が寿司（ちらし、にぎり、ばら、巻き）、2位が魚・魚料理（刺身）、3位果物（すいか、ぶどう）となっています。1位と2位が魚介類です。

また100歳代の好きな食べものは、「干物、酒、果物、海藻（塩こんぶ）、野菜、魚」となっていますが、これにも干物や海藻、魚など魚介類がしっかり含まれています。

魚は優秀なたんぱく源であるだけでなく、魚の油が健康によいことがよく知られています。魚の油に含まれるDHAやEPAは、動脈硬化や心臓病を予防する働きなどがあるといわれています。

しかし日本人の魚介類の消費量は年々減少しています。かつては魚の消費量が肉を上回っていましたが、2010年前後に逆転し、その差は毎年さらに開いているようです。

70歳くらいの人は、魚で育った世代だと思いますが、今も魚をしっかり食べているでしょうか。

腸内フローラのことを考えるなら、肉よりも魚にしましょう。京丹後市の高齢者を見習って、たんぱく質は魚と大豆、そして卵から摂るようにしたいものです。

米に含まれる食物繊維も無視できない

腸内フローラを変えるには、腸内細菌のエサである食物繊維を摂ることがもっとも重要です。

腸活に関心のある方なら、食物繊維が野菜やきのこ、果物、海藻などに含まれていることをご存じでしょう。

しかし実はそれだけでは十分な量の食物繊維が摂れていない可能性があります。というのは、第1章で述べたように、食物繊維の大事な供給源であるお米（穀物）を摂らない人が増えているからです。

メタボの予防などで、炭水化物を制限するダイエット法のブームが続いています。

そのやせる効果については、私は申し上げる立場にはありませんが、炭水化物を制限するということは、主食であるお米を食べないことになります。

玄米に比べると白米は食物繊維が少ないのですが、第2章で述べたように、100gあたり1g弱の食物繊維が含まれています。

それに昔は少ないおかずで、白いごはんを何杯も食べていたので、それだけでもかなりの食物繊維が摂れていたと考えられます。

野菜や海藻などはおかずです。たくさん食べようと思っても限度があります。やはり、主食であるお米に含まれる食物繊維を無視してはいけません。

ただ主食から摂る食物繊維を増やしたいのであれば、白米よりも、玄米や胚芽米、雑穀米などを食べることをお勧めします。これについては後で詳しく述べます。

食物繊維に関しては、もう1つ大事なことがあります。それは酪酸菌を増やすには食物繊維を摂取するしか方法がないということです。

第3章で酪酸菌を配合した整腸剤のことを述べましたが、これを摂っても酪酸菌そのものは増えていきません。

これはビフィズス菌や乳酸菌についても同じですが、発酵食品に含まれる菌を食べても、その菌が腸内で増えることはありません。ただそれらの菌がつくり出した成分が腸内環境に影響を与えるので、有用な菌が入ったヨーグルトなどを食べることには意味があります。

いずれにしても、「長寿菌」や「第3の善玉菌」とも呼ばれる酪酸菌を増やしたいのであれば、食物繊維を摂ることが一番大事だということです。

第3章で述べたように、日本人に今不足している栄養素は、カルシウムと食物繊維だけといわれています。

腸内フローラを変えたいのであれば、主食のお米はもちろん、野菜や海藻などからしっかり食物繊維を摂ってほしいと思います。

水溶性、不溶性は気にしなくていい

厳密にいうと、食物繊維は水溶性食物繊維と不溶性食物繊維の2種類に分けられます。

水溶性食物繊維は水に溶ける成分で、例えばコンブを水に漬けると出てくる、ぬめり成分などがよく知られています。

一方、不溶性食物繊維は水に溶けない繊維質の成分です。野菜などのシャキシャキした歯ごたえのある食感は不溶性食物繊維のものだといわれています。

いずれもヒトの胃や腸では消化できない成分です。不溶性食物繊維も便のカサを増やして便通をよくするといった効果がありますが、腸内細菌のエサになるのは水溶性食物繊維のほうです。

そのため、水溶性食物繊維のほうが大事だといわれていますが、両者を区別することはあまり意味がありません。

というのは、食物繊維を含むほとんどの食品は、水溶性も不溶性も両方含んでいるからです。

また厚労省の栄養摂取基準は、以前は水溶性と不溶性に分けていましたが、現在はそれをやめています。

食事から摂る食物繊維は、どちらかというと不溶性食物繊維のほうが多いのですが、一方だけを含む食べものというものはありません。

ですから、私は水溶性食物繊維が豊富な食べ物というイメージで分けないほうがよいと思います。食物繊維が豊富な野菜やきのこ、果物、海藻などを意識して摂っていれば、水溶性食物繊維も必然的に摂れるのです。


水溶性食物繊維を摂ると、酪酸菌や乳酸菌、ビフィズス菌などのエサになり、それらの菌が増えて、腸内フローラが改善されます。

というよりも、これまで述べてきたように、多様性のある腸内フローラになるといったほうが正しいでしょう。

酪酸などの短鎖脂肪酸を産生する腸内細菌は、おそらく多様な菌がお互いに助け合って、お互いが生き残れるように働いていると考えられるので、そもそも1種類の菌だけを増やすエサというのは存在しません。

また酪酸菌を増やすには食物繊維を摂るしかないといいましたが、食物繊維は酪酸菌だけを増やすわけではなく、乳酸菌やビフィズス菌なども増やして、多様な腸内フローラに変わっていくと考えられています。

最強の腸活食品はキウイとバナナ

食物繊維はいろんな食品から摂るのが基本ですが、せっかくなので、私がよいと思っている食物繊維が豊富な食品についても少しお話ししましょう。

1つは果物のキウイです。国産のキウイもありますが、1年中入手可能なものは、ニュージーランドから輸入されています。

日本にキウイを輸出しているニュージーランドのメーカーのデータによると、緑色のグリーンキウイには、1個あたり約4gの食物繊維が含まれています。甘いゴールドキウイはそれより少ないので、食物繊維を摂りたいなら、グリーンキウイのほうがよいでしょう。

でも酪酸菌を増やす効果はグリーンキウイにもゴールドキウイにもあります。ヒトの腸内環境に似た環境をつくって、そこにグリーンキウイとゴールドキウイをそれぞれ添加して観察した研究では、48時間後、2種類のキウイはどちらも酪酸濃度が高められることがわかりました（グリーンのほうが若干多い）。

果物でもっとも食物繊維が多い食品は、今のところキウイが一番です。グリーンキウイは甘くないので、野菜サラダに入れてもおいしいでしょう。

バナナも1年中入手できる食物繊維の豊富な果物です。バナナは100gあたり、1・1gの食物繊維が含まれています。

またバナナにはオリゴ糖も多く含まれています。オリゴ糖にはいくつか種類がありますが、バナナに含まれているのはフラクトオリゴ糖です。

母乳に含まれるビフィズス菌を増やす因子がオリゴ糖とわかったことがきっかけで、オリゴ糖は注目されるようになりました。

これまでの研究で、オリゴ糖にはビフィズス菌などを増やす効果があることが確認され、工業的につくられたオリゴ糖が、サプリメントなどに用いられるようになっています。

もともと天然のオリゴ糖は少ないので、プラントベースフードからオリゴ糖を摂りたいのであれば、バナナがよいのではないでしょうか。

なおトピックスとしてキウイとバナナを紹介しましたが、いくら腸活によいといっても、それだけを食べるのはお勧めできません。プラントベースフード（植物性の食品）を基本とした多様な食べものが多様性のある腸内フローラをつくるということを忘れないようにしてください。

果物は加工せず、そのまま食べよう

キウイやバナナだけでなく、果物の多くは食物繊維が豊富ですが、果糖が多いのが弱点です。

果物が体によいからといって、ジュースにしてガブガブ飲んだら、糖質の摂りすぎになってしまいます。

注意してほしいのが市販の果物ジュースです。とくに輸入されているリンゴジュースやオレンジジュースは、還元糖などが添加されていますが、これは砂糖と同じで腸活にはよくありません。

ですから、果物を食べるならそのまま食べることが大事です。生の果物にはいろんな菌がついていますから、果物と一緒にその菌を体の中に入れることで、腸内フローラの改善につながる可能性があります。なお、殺菌された市販のジュースではこのような効果は皆無です。

京丹後市の高齢者のアンケート調査でも、好きな食品に果物があげられていました。適度に食べるのであれば果物は食べてよい食品です。

全粒穀物を積極的に摂る

食物繊維のところで、白米よりも玄米がよいといいましたが、これは玄米のほうが食物繊維を多く含んでいるからです。

玄米の外側のぬかの部分を取り除いたのが白米です。食物繊維はぬかの部分に多く含まれているので、腸内細菌のエサである食物繊維を増やしたかったら、玄米を食べたほうがよいのです。

玄米が苦手という人は、胚芽米や雑穀米でもよいと思います。雑穀米は、大麦やきび、あわ、ひえ、黒米、赤米などの全粒穀類をブレンドしたものが市販されています。

雑穀米を白米と一緒に炊くだけで、食物繊維が豊富な主食になるので、試してみてください。

パンやうどん、ラーメン、パスタなどの材料である小麦粉も、外皮を取り除いて精製されたものです。いわゆる白い小麦粉は白米と同じで、食物繊維が少なくなっています。

でも最近は全粒粉を用いたパンやパスタなどが販売されています。パンやパスタを食べたいときはこういう製品を利用するとよいでしょう。

私たちの調査によると、京丹後市は27％の人が毎日全粒穀類を食べているのに対し、京都市内では11％しか食べていないことがわかりました。

食物繊維の摂取量を増やしたいなら、お米は玄米や胚芽米、雑穀米にして、パンやパスタも全粒粉を用いたものを食べることをお勧めします。

「まごわやさしいよ」が腸活の基本

プラントベースフードを基本にした食事に変えれば、食物繊維は必然的に増えていくと思います。

お勧めしたい腸活によい食べものをまとめた標語に「まごわやさしいよ」があります。

NHKの『ガッテン！』でも取り上げられ、ニュースにもなったので、知っている人もいると思います。

「ま」は豆類。「ご」はゴマ。「わ」はワカメ（海藻類）。「や」は野菜。「さ」は魚。「し」はシイタケ（キノコ類）、「い」はいも（根菜類）。そして「よ」はヨーグルト（および発酵食品）です。

「ま」は豆類。基本は大豆です。大豆として摂るだけでなく、豆腐、油揚げ、厚揚

腸内フローラをよくする食べものは
まごわやさしいよ

ま	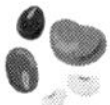 豆類	大豆はたんぱく質が豊富で、豆腐や厚揚げ、がんもどき、納豆などの加工品もいろいろあるので、たんぱく源として毎日の食生活に取り入れたい。もちろん、他の豆類も積極的に摂ろう
ご	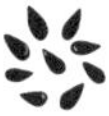 ゴマ	ゴマはビタミンやミネラルなどを豊富に含む栄養食。ごはんやおひたし、漬け物などに振りかけて、たっぷり摂りたい。白ゴマ、黒ゴマでも効果はほとんど変わらない。料理の彩りに合わせて使い分けよう
わ	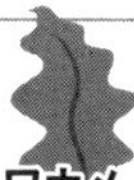 ワカメ（海藻類）	海藻類のぬめり成分は腸内細菌のエサである水溶性食物繊維。コンブでだしをとれば、水溶性食物繊維がたっぷり摂れる。ワカメやもずくはみそ汁や酢の物に。ひじきは煮物などにするとおいしく食べられる
や	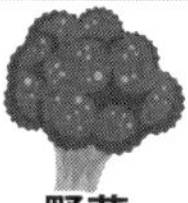 野菜	食物繊維をたくさん摂るため、野菜をいっぱい食べたい。ゆでたり、煮たりするとカサが減るのでより多くの食物繊維が摂れる。また果物もときどき食べてもよい。ただしジュースなどの果物の加工品はNG
さ	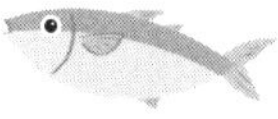 魚（魚介類）	魚はすぐれたたんぱく源の1つ。また魚の油は血管をしなやかにして心臓病を防ぐ効果が期待できる。新鮮な魚は刺身に。焼き魚や煮魚など調理法が多彩なのもうれしい。あじやかますなどの干物も利用したい
し	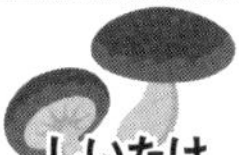 しいたけ（きのこ類）	しいたけをはじめ、まいたけ、しめじ、ひらたけ、えのきたけ、エリンギなどのきのこ類は食物繊維を多く含む。煮汁にも水溶性食物繊維が溶け込んでいるので、煮るなら煮汁も摂れるみそ汁などがお勧め
い	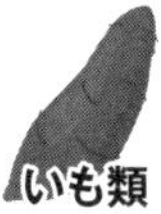 いも類	じゃがいもやさつまいも、里いも、長いもなどのいも類は、食物繊維が豊富でおなかの調子をよくしてくれる。京丹後市の高齢者もいもが大好き。じゃがいもや里いもはみそ汁に入れてもおいしい
よ	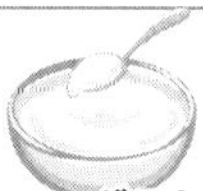 ヨーグルト（発酵食品）	ヨーグルトは発酵食品の象徴。微生物がうまみや栄養素をつくり出す発酵食品を食生活に取り入れれば、腸内フローラはどんどん元気に。漬け物やみそは毎日食べたい。甘酒や酒かすも調味料として利用できる

げ、がんもどき、納豆、豆乳などの大豆加工食品も含まれます。いろんな豆をミックスしたパックも販売されていますが、これらを用いて豆サラダにして食べるのもよいでしょう。

「ご」はゴマです。ゴマはビタミンやミネラルが豊富な栄養食。黒ゴマも白ゴマも栄養価の高い食品です。ゴマの香りは食欲をそそるので、いろんな食べものに振りかけて摂るようにしましょう。

「わ」はワカメ、要するに海藻類全般です。ワカメ、コンブ、ひじき、もずく、ところてん（テングサ）などの海藻は腸内細菌のエサになる水溶性食物繊維が豊富です。工夫して摂るようにしましょう。

「や」は野菜です。生の野菜サラダはカサがあって、そんなに食べられませんが、キャベツや白菜、レタスなどはゆでるとたくさん食べられます。夏はトマトやキュウリ、冬は大根やネギなど旬の野菜を工夫して摂ってください。

「さ」は魚。魚介類です。新鮮なものならお刺身にしたり、焼き魚や煮魚など調理法もさまざまあるので飽きません。またすぐれた保存食でもある、あじやさばなどの干物なども活用して、たくさん魚を食べましょう。

「し」はしいたけ。きのこ類全般です。干ししいたけを戻した水には、だしとともに水溶性食物繊維が溶け込んでいるので、捨てずに活用してください。しいたけの他、まいたけ、しめじ、ひらたけ、えのきたけ、なめこ、エリンギなど、きのこはいろいろな種類があるので飽きません。

「い」はいも類。いもは大きく分けると野菜に分類されますが、食物繊維が豊富なので、意識して食べるようにしましょう。じゃがいも、さつまいも、里いもなどのいも類は、京丹後市の高齢者もよく食べています。また、いも以外の根菜類、れんこんやゴボウなども積極的に食べるようにしましょう。

持続可能な豆乳由来ヨーグルト

「まごわやさしい」は、以前からいわれていましたが、「よ」をつけたのは私たちのオリジナルです。

「よ」はヨーグルトの「よ」ですが、前述のアンケート調査では、京都市内、京丹後市ともに40％以上の人がヨーグルトを食べていると答えています。

いまやヨーグルトは腸活に欠かせない食品です。しかし持続可能性を考えると、今後、牛乳由来のヨーグルトからプラントベースのヨーグルトにシフトしていくことを考えなければならないかもしれません。

第3章で豆乳からつくられた植物由来ヨーグルトのお話しをしましたが、今後はこういう商品がもっと増えてくるでしょう。

また「よ」は「ヨーグルト（および発酵食品）」と書いたように、発酵食品全般を示すものだと考えてください。日本人は乳酸菌をつくる菌（乳酸菌）も、酪酸をつくる菌（酪酸菌）も、もともと持っています（持っていない人もまれにいる）。日本人がこれらの菌を持っているのは、いろんな発酵食品を摂ってきたからでしょう。

ところが最近は食生活の変化、例えば赤肉の摂取が増えたことなどによって、これらの菌が生かせない腸内フローラになりつつあります。

これからは、もともと持っている乳酸菌や酪酸菌を生かすような作戦を考えないといけません。そのためのキーワードの1つが発酵食品だと私は考えています。

何度も述べていますが、発酵食品が腸活によいのは、発酵というプロセスによって新たな成分がつくられるからです。微生物がつくりだした元の食品にはない成分を摂ることによって、腸内フローラが多様になっていくのです。

食べてはいけない食品

最後に、「食べてはいけない」といってはいいすぎですが、あまり食べないほうがよい食品についても述べなくてはいけません。

何度も繰り返し述べてきたので、覚えていると思いますが、腸内フローラのためには、赤肉（牛肉、豚肉、羊肉）は勧められません。動物性食品で食べてよいのは、白肉（鶏肉）と卵、そして魚です。

そして砂糖も控えたほうがよい食品です。砂糖とは炭水化物に含まれる糖質ではなく、精製された砂糖のことです。

第1章でも述べましたが、炎症性腸疾患が多い腸内フローラのDタイプは、砂糖を摂りすぎている人によく見られます。

といっても、スイーツがないと生きていけないという人もいるでしょう。和菓子や洋菓子、おしるこ、あんみつ、パフェなどは、自分へのごほうびとして、ハレの日（記念日）に食べるくらいにしてはいかがでしょうか。

また塩分の摂りすぎは、腸内フローラを悪化させるだけでなく、短命の要因ともいわれているので、適量を守ってください。1日の適量は男性なら7・5g未満、女性は6・5g未満です。

腸内フローラを悪化させるので
あまり食べないほうがよい食品や調味料

赤肉（牛肉、豚肉、羊肉）

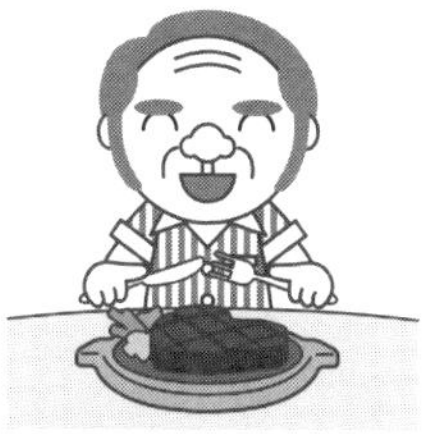

牛肉、豚肉、羊肉などのレッドミート（赤肉）は、腸内フローラを悪化させる。地球環境の持続性という観点からも、赤肉をやめて鶏肉（白肉）や魚、植物由来たんぱく質にシフトしていきたい

どうしても食べたいときは…

1日100g以下なら腸内フローラへのダメージが少ないといわれているが、毎日ではなく週1～2回にすることを提案したい。ステーキなども100g以下にして、ごちそうだと思って食べよう

砂糖

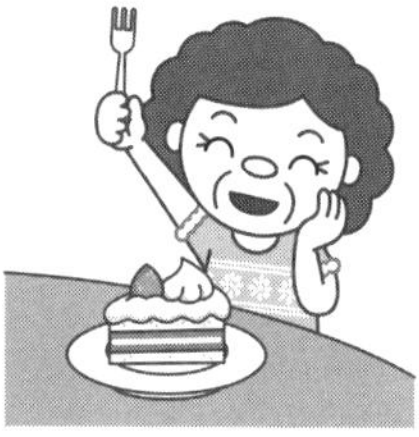

砂糖は腸内フローラを悪化させる。コーヒーに砂糖を入れて飲んでいる人は、ブラックコーヒーで飲んでみよう。駄菓子も高級なスイーツも砂糖がたっぷり使われているので、できるだけ控えるようにする

どうしても食べたいときは…

スイーツは嗜好品、ぜいたく品と考え、自分へのごほうびとして月に1～2回、高級スイーツを食べる。昔は甘いものはめったに食べられなかったのだから、貴重なものだと思って食べれば満足度も上がるのでは？

塩

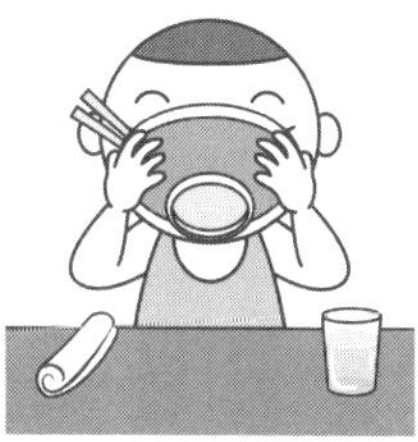

塩分は腸内フローラを悪化させるだけでなく、高血圧の原因にもなり、動脈硬化を進めて心臓病を引き起こすことも。塩分を多く摂る地域の人は短命とのデータもある。塩分摂取の1日の適量は男性7.5g未満、女性6.5g未満

塩分を減らすコツは…

だしをきかせると、うまみがしっかり感じられるので、塩分を少なくできる。またみそ汁は具だくさんにすると、使用するみその量も減り、減塩につながる

晩ごはんは早めに食べよう

何を食べるかも大事ですが、いつ食べるかも重要です。都市型の生活をしている日本人は、晩ごはんが遅い人が多いのではないかと思います。

日の出とともに起床し、夜は早く寝る生活をしている京丹後の人たちとは真逆の生活ですね。

夜遅く晩ごはんを食べると、酪酸菌が減少して、腸内フローラが悪化することがわかっています。

この原因は腸の体内時計の乱れによるものです。第3章でお話しをしましたが、1日の生活のリズム（概日リズム）をつくっている体内時計は脳と腸にあり、両者は同調しています。

夜遅く食べると、腸の体内時計が乱れて、腸管バリア機能の異常や慢性炎症などを引き起こすのです。

アメリカで行われたマウスの実験でもそのことは明らかにされています。肥満マウスをつくるため、動物性脂肪を中心にした高脂肪のエサをマウスに与えます。マウスは夜行性なので、規則正しい時間にエサを与えるため、夜間の活動期のみ制限して与えるのが1つのグループです。

もう1つのグループは、いつでもエサを食べられるようにしておきます。両者の総摂取カロリーは同じです。

すると3カ月後には、活動期のみエサを食べさせたグループのマウスは、いつでも食べられるようにしたマウスよりも体重の増加が大きく抑制されていました。

食事時間を規則正しく制限したマウスは、活動時間と休息時間がしっかりと分かれているため、体内時計の概日リズムが維持されているのだと考えられます。

それに対し、いつでも食べられるマウスは、体内時計が狂ってしまったため、腸内フローラが悪化していると考えられるのです。

こうした研究もあるので、晩ごはんは早めに食べたほうがよいのです。夜遅く食べて、しかも脂っこい食べものが多いと、消化に負担がかかります。とくに寝る直前にそうした食事を摂ると、寝ているときも胃腸が休まりません。そればかりか、睡眠の質も悪化します。

睡眠の質をよくするには?

自分が決めた寝る時間の3時間前に、食事やアルコールを制限しないと睡眠の質が悪くなります。

第3章でも述べたように、睡眠の質が悪いと翌日の仕事のパフォーマンスも悪くなります。逆に質のよい睡眠がとれれば、仕事のパフォーマンスは向上します。70歳というと、もう仕事をリタイアした人もいるかと思いますが、1日中ボーッとしているより、活動的に過ごしたほうが快適でしょう。とくにこのくらいの年齢になると、寝付きが悪かったり、朝早く目覚めるなど、睡眠の質が低下しがちなので、よい睡眠をとることが大事です。もちろんこれまで述べてきたように、睡眠の質が悪いと腸内フローラも悪化します。

私は自分の睡眠の質をモニタリングしています。今はスマホや腕時計型のデバイス（情報端末）を用いて、誰でも簡単に自分の睡眠の質を知ることができます。
それでわかったことは、自分が決めた寝る時間の3時間前から睡眠の準備に入るのがよいということ。ですから、晩ごはんはどんなに遅くても、寝る3時間前には終えていなければなりませんし、お酒を飲むのもやめたほうがよいのです。

筑波大学の柳沢正史先生（国際統合睡眠医科学研究機構機構長）は、睡眠に関する研究の世界的なトップランナーですが、この先生方の研究で、睡眠と老化、睡眠と寿命に密接な関係があることがわかってきています。睡眠の質が悪いと老化も進むし、寿命も短くなるわけです。

睡眠の質をよくするには、睡眠時間を十分とったほうがよいのですが、睡眠時間には個人差があります。日本人を含めて東アジアの人たちは、欧米の人に比べて1時間くらい睡眠時間が短くても大丈夫だというデータもあるようです。時間にすると約6時間睡眠です。もちろん、誰にでもあてはまるわけではないので、6時間で足りない人は7時間、あるいは8時間眠る必要があります。

そして体内時計を狂わせないためには、朝は6～7時くらいには起きて、夜はどんなに遅くても12時前には寝たほうがよいでしょう。

あと昼食後などに眠くなる人がいますが、長い昼寝をすると体内時計が狂って、夜寝られなくなってしまいます。眠くてしょうがないとき、ごく短い昼寝が疲労回復に有効だといわれていますが、その時間は15分くらいです。

私は朝6時20分に起きています。そして夜12時以降、仕事をするのをやめました。翌日の仕事のパフォーマンスに悪影響を起こしてまで、夜遅く仕事をするのは意味がありません。その効果は睡眠モニターでも立証されています。

アルコールで寝るのは麻痺しているだけ

お酒を飲むと眠れるという人がいますが、睡眠の質は悪くなります。お酒を飲むと眠くなって寝てしまう人がいますが、あれは寝ているのではなくて、脳神経が麻痺しているような状態です。だからアルコールが抜けると目が覚めたりします。

寝ているときの脈拍をモニターするとわかりますが、ヒトが体を休めて回復するためには、脈拍が下がっていく時間が必要です。

お酒を飲んで寝ると、脈拍が上がったままです。意識を失っているだけで、体は1つも休んでいないのです。


第2章の腸年齢計算の質問項目に「アルコールは週4日以上飲む」というのがありました。腸内フローラを悪くするほうの質問項目です。

毎日の飲酒はやはり腸内フローラを悪化させる要因の1つであることは否定できません。


ただお酒はリラックス効果があり、ストレス解消にも役立つので、飲んではいけないとはいいません。京丹後市の高齢者にもお酒を嗜《たしな》まれる方はいます。

お酒を飲まれるとしても、前述のように、睡眠の質を下げないため、寝る3時間前にはやめるようにしましょう。飲まないと寝られないという人がいますが、寝酒は睡眠の質を悪化させてしまいます。

また毎日飲んでいるという人は、最低でも週1～2日くらいの休肝日をつくったほうがよいでしょう。

運動すると腸内細菌が筋肉を刺激？

腸内フローラを変えるためには、運動が欠かせません。私は以前から、腸からのシグナルによって筋肉に刺激が与えられているのではないかと考えていました。筋肉には胆汁酸（脂肪を分解する有機酸）の受容体（細胞の外からやってくるシグナルを選択的に受容するたんぱく質）があります。

この受容体は筋肉の維持や筋細胞の増殖に対してポジティブに働いています。そこで運動すると腸内フローラが変わり、胆汁酸の組成も変わって、筋肉の受容体に結合するような胆汁酸のシグナルが送られているのではないかという仮説を立てました。

そこで活動的なマウスの便を、活動的ではないマウスに移植すると、筋肉が反応するようになりました。活動的なマウスの便を移植するということは、腸のほうであたかも運動しているように見せかけたということになります。すると実際は運動していないのに、さも運動しているように、筋肉が刺激されたのです。私たちの仮説が正しかったことが証明されました。

サルコペニア（加齢性筋肉減弱現象）やフレイル（虚弱）を防ぐには運動が有効だといわれています。その運動の効果に、私たちは胆汁酸のシグナルが関与するのではないかと考えています。

第4章で、70歳からは筋肉と骨と脳の健康が大事だといいましたが、いずれも運動することによって衰えを防ぐことができます。

逆に運動しないと寿命が短くなるというデータもあります。オーストラリアの研究で、1日に座っている時間が4時間未満の人に比べて、座っている時間が8～11時間の人の死亡リスクは15％増加。さらに座っている時間が11時間以上の人は40％増えるというデータがあります。

家でテレビばかり観ているようなライフスタイルの人なら、座っている時間が8時間以上というのは珍しくないのではないでしょうか。

腸内細菌のためにも、寿命を延ばすためにも、座りっぱなしの生活を改めて、立ち上がって歩くようにしたいものです。

ジムで運動するより家庭菜園

こういう本で運動を勧められると、ジムに行って運動しようと考える人がよくいます。とくに男性に多いようです。でも途中でやめてしまう人もけっこういると聞きます。

実は私自身がそうでした。自宅の近くにジムがあったので、運動不足を解消しようと会員になったのですが、ジムにいるのは筋肉自慢の人ばかり。ああいう人たちのトレーニングは健康とは目的が違います。それで何となく行きづらくなってしまいました。

会員になると行かなくても月々の会費がとられます。それも馬鹿にならないので、どうしようかと思っていたのですが、コロナを口実にやっと解約することができました。

今となっては笑い話ですが、そんなことより日常的な運動のほうが効果的です。好きでないことは長続きしないものです。

それよりも、日常生活のリズムの中に運動を取り入れることが大事です。外出するときは、エレベーターやエスカレーターを使わずに階段を上るとか、目的地の1つ前の駅やバス停から歩くとか、そんなことの積み重ねが運動になります。

散歩するのもいいと思います。ウォーキングとか、やり方にこだわらず、ただ歩くだけでよいのです。毎日5000〜6000歩くらい歩いていれば、ジムに行ってマシンを使ってウォーキングする必要もありません。

何度も述べているように、京丹後市の高齢者は特別な運動はしていません。畑仕事などの日常の身体活動が運動になっています。

植物を育てるのが好きなら、家庭菜園で無農薬野菜をつくるのもよいかもしれません。園芸はとてもよい運動になります。

できた野菜を食べるのも楽しいですし、たくさんできたら、ご近所におすそわけすればご近所とのコミュニケーションもできます。花でもいいですが、植物が好きな人には園芸がおすすめです。

朝早くから植物のお世話をすれば、幸せホルモンであるセロトニンも分泌されて、

1日をハッピーな気分で過ごせるかもしれません。

いずれにしても、好きでないことを続けるのはストレスです。でも好きなことなら、努力しなくても続けられます。

朝起きたらラジオ体操でストレッチ

生活のリズムを規則正しくすることは、体内時計を狂わせないためにも大事なことです。体内時計が狂うと、腸内フローラが悪化することは先ほど述べました。

朝は早起きするのはもちろんですが、第3章で説明したように、体内時計をリセットするため、窓のカーテンを開けるなどして、太陽の光をしっかり浴びることが大事です。

太陽の光を浴びると、セロトニンが分泌されて、夜にはそれがメラトニンに変わるので、睡眠の質もよくなります。

太陽の光を浴びるために、外に出て、そのまま20～30分、散歩するのもよいでしょう。

ただ70歳くらいになると体が固くなっているので、歩くだけでなく、柔軟体操やストレッチ運動もしたほうがよいと思います。

自分がふだん動かしていない筋肉を刺激したり、関節を動かすことが、とても健康によいのです。

ふだん動かしていない筋肉の刺激というと、筋トレを想像する人がいるようですが、好きでない人は長続きしません。

そんな人にお勧めしたいのが、NHKのラジオ体操やテレビ体操です。私は早朝放送しているテレビ体操を見ながら体操しています。

テレビ体操は10分間で、前半がその日のストレッチ体操、後半はラジオ体操第1か第2をやります。映像でやり方を親切に教えてくれますから、私はとてもわかりやすいと思っています。

ラジオ体操第1と第2は、とてもよくできた全身運動です。歩く以外の運動はしていないという人は、ラジオ体操を始めることをお勧めします。たった5分（テレビ体操は10分）なので、運動が苦手な人でも、このくらいなら続けられるでしょう。

コミュニケーションが免疫力を高める

京丹後市の高齢者は、感染症にもかかりにくいですし、免疫力が高い傾向が見られます。

それには、腸によい食べものや規則正しい生活、睡眠、運動などが影響していると思いますが、もう1つ大事なことがまわりの人々とのコミュニケーションです。それが免疫力にも影響していると、私は考えています。

例えば、いくら腸によい食べものを食べていても、1人で食べる生活では、風邪をひいてしまうような気がします。免疫力というものは、ストレスなどの影響を受けやすいからです。

1人で食事を摂ることを最近は「孤食」というそうですが、孤食ではどうしても、できあいのお弁当に頼りがちです。

なかなか腸活に理想的なお弁当はないと思います。もっともよくないのは、コンビニ弁当の孤食です。

コンビニ弁当では野菜など腸活によい食材が十分摂れませんし、ストレスも解消されません。ただエネルギーを充填《じゅうてん》する効果しかないのです。

本章では腸活によい食事について詳しく解説してきましたが、実は自分で食材を買ってきて、食事をつくることが重要なのです。

今70歳ぐらいの年齢の男性は、料理をしたことがない人が多いような気がします。妻に「これは腸活によいから、この食材を使った料理をつくってくれ」といった態度では、逆に妻のほうがストレスになってしまいます。

男性の読者で今まで食事をつくったことがないという人は、まず自分がつくってみてください。

つくった料理を妻に食べてもらえば、どういう食事が腸によいのかわかってもらえるでしょうし、妻も食事をつくってもらえるのはうれしいはずです。

今はスマホなどで検索すれば、たいていの料理のレシピが簡単に手に入ります。自分が望む腸活をしたいなら、まず自分で始める。とくに男性読者は肝に銘じてください。

可能ならみんなで食事する機会を増やしたい

では1人暮らしの人はどうすればよいのか？　といわれそうですが、自分が住んでいるコミュニティの人たちと一緒に食べればよいのです。

そんなコミュニティはないという人は、まずそれをつくるところから始めなければなりません。都会ではなかなか難しいかもしれませんが、何とかして実現してほしいと願っています。

ご近所の人たちが、手作りの食事を持ち寄って、一緒に食べるようにすれば、料理のつくり方などの情報交換ができますし、日々困っていることなども相談することができるでしょう。そうしたことがストレスの解消につながります。

コミュニティがあって、そこでのコミュニケーション（人づきあい）があれば、ストレスの解消にもなりますし、それが回り回って免疫力を高めることにつながっていきます。

子どもたちが集まって、無料で食事ができる子ども食堂の活動が全国で広がっています。これには2つの目的があって、1つは貧困家庭の子どもに栄養を摂らせること。もう1つは親の仕事の関係などで、1人で食事を摂らざるをえない子どもの孤食を防ぐことだと思います。

これは大人たちにも必要なことです。毎日でなくても、週1回だけ集まって、みんなで食事をする機会をつくってみてはいかがでしょうか。

あるいは、家でつくったおかずをご近所同士で交換し合うようなこともよいと思います。後で「おいしかった」とか「つくり方を教えて?」といった会話が始まり、そこから集まって食事をする機会が生まれるかもしれません。

そして、京丹後市の高齢者のように、基本的には人に頼らず、自立した生活をすることができればベストでしょう。

人に頼らないという気持ちがあると、自分が元気でいなければなりません。彼らのそういう生き方は、ストレスに対しても強く、ひいてはそれが免疫力を強化している側面があると私は思っています。

あとがき

21世紀に入ってから、腸内細菌の研究は大きく変化しました。本書で述べたように、最新の腸内細菌研究でわかったことは、従来の「善玉菌vs悪玉菌」ではなく「多様性」。異なった性格を持つ腸内細菌が互いに協力したり、反発しあって腸内フローラはつくられます。

ですから菌の種類が多様な腸こそが理想的な腸内フローラであり、腸内環境をよくしたいなら、多様性をもたらす腸活を目指すべきです。本書は微力ながら、その手助けになったのではないかと自負しております。

そして本書のもう1つのアプローチは、京都府京丹後市の高齢者の腸内フローラの分析です。百寿者が全国平均の3倍もいるといわれる京丹後市の腸内フローラで特徴的なのは、「長寿菌」と呼ばれる酪酸菌が多いということでした。

なぜ京丹後市の高齢者の腸に酪酸菌が多いのでしょうか。1つには食べものがあります。赤肉をほとんど食べず、魚と大豆を中心にしたたんぱく源と食物繊維たっぷりの食事は、酪酸菌が増える理想的な腸内環境をつくり出します。

しかしそれだけではありません。京丹後市の高齢者が長寿なのは、彼らの生き方が腸に現れているのだと私は思っています。

何度も書いたように、彼らは人に頼らずに生きています。「いつでも介護してあげますよ」といわれたら、人はがんばって生きようとはしないかもしれません。

比較的最近まで、京丹後市には総合病院もコンビニもなく、周囲を山に囲まれて、人の出入りも少ない地域でした。そんな環境に置かれていたからこそ、独特なライフスタイルが生まれたのかもしれません。

いずれにしても、こうした彼らのライフスタイルが多様性のある腸内フローラをつくり出し、長寿につながっていることは間違いありません。本書を読まれた方も、ぜひ彼らの生き方に学んでいただきたいと思います。

内藤裕二

内藤裕二（ないとう・ゆうじ）

福井県生まれ。医学博士。1983年、京都府立医科大学医学部卒業後、同大学助手、准教授、同大学附属病院内視鏡・超音波診療部部長を歴任。2021年同大学大学院医学研究科教授に就任。消化器専門医として最新医学に精通し、消化器病学や消化器内視鏡学、生活習慣病の他、健康長寿や抗加齢医学、腸内フローラや酪酸菌研究も専門としており、「京丹後長寿コホート研究」で腸内フローラ解析に携わっている。酪酸菌と健康長寿の関係などの研究をはじめ、長年腸内細菌を研究し続けているエキスパート。『最高の食べ方がわかる！老けない腸の強化書 専門医が教える45の金言』（新星出版社）、『すごい腸とざんねんな脳』（総合法令出版）など著者多数。

70歳からの腸活

2023年10月14日　初版第一刷発行

著　者　内藤裕二
発行者　三輪浩之

発行所　株式会社エクスナレッジ
〒106-0032　東京都港区六本木7-2-26
https://www.xknowledge.co.jp/
問合先　編集 TEL.03-3403-6796　FAX.03-3403-0582
販売 TEL.03-3403-1321　FAX.03-3403-1829
info@xknowledge.co.jp

無断転載の禁止
本誌掲載記事（本文、写真等）を当社および著作権者の許諾なしに無断で転載（翻訳、複写、データベースへの入力、インターネットでの掲載等）することを禁じます。
© Yuji Naito 2023